中公新書 2250

内山 真著

睡眠のはなし

快眠のためのヒント

中央公論新社刊

はじめに

五人に一人が不眠

近年、新聞や雑誌の健康欄、テレビ番組などで睡眠の話題をよく目にするようになった。それだけわが国で睡眠の問題に悩む人が多いということだろう。実際、私たちが二〇〇九年に独自に行った最新の全国調査データでは、一四人に一人が寝つきの悪さ、七人に一人が睡眠中の目覚め、一九人に一人が早朝に目が覚めてしまうという訴えを週に三日以上持っており、このいずれかの訴えを持つ、つまり不眠の人はおよそ五人に一人であった。

二〇〇七年の厚生労働省国民健康・栄養調査によれば、三〇人に一人は睡眠薬を服用している。睡眠で休養がとれていない人が四人に一人、日中の眠気がある人が一〇人に一人である。睡眠時無呼吸症候群やレストレスレッグス症候群（むずむず脚症候群）などの睡眠の病気にかかっている人についても、二〇人から三〇人に一人と高い。

睡眠や不眠についての記事を読んでみると、その中には、日本人は多くのストレスを抱えていて不眠になりやすい、日本人は働きすぎで睡眠不足の人の割合が高いなどと書かれているものがある。プロの筆力もあり、説得力がある。しかし、わが国における研究結果から不眠の関連要因についてみると、高齢であること、続いて健康感のなさ、そして心理的ストレスの順であった。確かにストレスの影響は大きい。けれども、世界の主要な国々と比べて日本だけとりわけ睡眠の問題が多いわけではなく、ほぼ同レベルである。

不眠は昔から

ストレスと不眠の関連は、現代に特有なものととらえられがちである。昔の人たちは生活の中でストレスを感じることが少なかったのではないか。ストレスによる不眠が少なかったのではないか、私たちはそう考えやすい。ところが、ここ一〇年ほどの歴史研究によって、昔の人は夜間、私たち以上にストレスを感じていたことが明らかになっている。自然の脅威にさらされていた時代、肉食獣に襲われる危険のあった時代、畑や家畜が野生動物の被害を受けることの多かった時代、盗賊が多く治安の悪かった時代、一家の主人は物音がしたらいつでもすぐに起きられる態勢でいないと、家族の生命と財産を守ることができなかった。夜間における心配や不安は大きく、現代人よりも緊張を強いられストレスを感じていた。私たちの考える常識だったら、ストレスがある場合は、ぐっすり眠ってそれを早く解消したほうが、より自然で効率的ということになるだろう。しかし、ストレスで目が冴えてしまうのは私たちの祖先の慎重さや注意深さの現れであって、昔のようにセキュリティのない状況では、それが生き抜くための重要な戦略だったのだ。

一方、同じ時代でも安全に眠ることのできる環境にいた人はどうだったのか。城で何不自由なく育った王女が敷布団と羽毛布団をそれぞれ二〇枚重ねた下に一粒のエンドウ豆があっただけで一睡もできなかった、という話がアンデルセン童話にある。豊かで安全な環境で育った人はちょっとした環境の変化でも不眠になりやすいという逸話だ。

夜ぐっすり眠って疲れを癒やすという考え方が一般的になったのは、一八世紀の産業革命の後のことである。つまり、自然を対象にしない商工業などの仕事に従事する人びとが増え、軍隊や警察がセキュリティを担当するようになったことが大きく影響している。不眠に悩む人のために、スイスの哲学者ヒルティが『眠られぬ夜のために』を書いたのは二〇世紀初頭、都市住民の大半が安全に暮らせるようになってからである。

恐ろしい睡眠不足によるミス

さらに現代では、人は夜間にも働くようになり、さまざまな職種で夜勤や交代勤務がみられるようになった。そういう人たちにとって、いかに睡眠を確保するかは重要である。適切に休養をとらないと、いくら気力があっても仕事のミスが多くなることは、過去の事故原因調査や実験からも明らかである。一九九三年のアメリカ政府諮問委員会報告書「目覚めよアメリカ：国家的睡眠の危機」では、スリーマイル島原発事故（一九七九年）、アラスカ沖のタンカー座礁による原油流出事故（一九八九年）などの多くの甚大な事故に、気力に頼った無理なスケジュールと睡眠不足による判断ミスが強く関係していたことが示されている。

にもかかわらず、わが国では依然として眠らずに仕事をすることがやる気の証《あか》しであり、美徳であるという考えが残っている。新入社員の士気を高めるのに、いかに睡眠時間を削ってまで仕事に没頭してきたかを語る上司も多いだろう。不眠不休で努力したという表現は日常的にもよく使われている。

実験的には、徹夜をすると、簡単な判断に要する時間がビール大びん一本飲んだ状態に匹敵するほどかかるようになることが確かめられている。米国では、睡眠の問題による事故や医療費による経済損失が一年間に一〇兆円に達するという。日本においても、睡眠不足を押してでも仕事をすることの利益と損失について、それによって起こりうる事故や健康被害の点からきちんとした調査を行うべき時が来ているのではないか。こうした点から、社会システムを考えていくことは、予想外に大きな経済効果を生むかもしれない。ちなみに、私たちが行った予備的検討では、わが国における睡眠の問題に起因する経済損失は一年間に三兆円強であった。

朝型、夜型は生まれつき

二〇〇〇年以降、睡眠と健康についていろいろな側面からの研究が進み、健康づくりにおける睡眠の重要性が改めて認識されている。さらに、世界の先進国において睡眠についての広報活動が行われた。わが国においても、厚生労働省が研究班を立ち上げて、睡眠と心の健康、睡眠と生活習慣病予防などについて、研究成果が広く一般に知られるようになった。

例えば、朝型と夜型の違いである。若い人は朝が苦手だが、それが歳をとると少しずつ解消されてくる。なかには中年以降になって極端に朝が早くなって困っている人もいる。朝型か夜型か、つまり朝が得意か苦手かは、しばしば性格やその人のやる気と関連して受けとめられることが多い。

しかし、朝が得意か苦手かは、体内時計の機能に関係した遺伝子の多様性による、いわば生まれつきの体質であることが明らかになってきた。ちょっとした遺伝子配列の違いが体内時計の約二四時間の周期に影響を及ぼし、これが平均より短いと朝に強い朝型、これが平均より長いと夜型になることがわかっている。性格との関連は明らかではない。これに加えて、歳をとると、夜早くに眠くなり朝早く起きるようになってくるのも、体内時計の周期は変わらないものの、加齢のため長く起きて活動するのが苦手になってくるのと関連した睡眠調節の老化によるものであることがわかってきた。中高年が若年層に比べ早くから出勤するのは、必ずしもやる気があるからでなく、脳にある睡眠調節機構の老化によるものなのだ。

睡眠時間は長いのもよくない？

一五年ほど前まで、私は眠れない人に「眠れなくて亡くなった人はいませんから安心して下さい」と説明してきた。ところが近年、睡眠時間を半分に制限していると血圧が上昇し、血糖値のコントロールが悪くなることがわかった。つまり高血圧や糖尿病のリスクになる。また、二〇〇〇年以降に発表された、いくつかの大規模疫学調査では、睡眠時間が七時間前後の人は、時間が極端に短い人や長い人に比べて高血圧、糖尿病、メタボリック症候群などにかかる危険性が低く、六年後の死亡リスクも最も低いということが明らかになっている。さらに心の健康に関しても、睡眠時間が七時間程度の人が最も抑うつの程度が低いことが、私たちが行った日本における研究でわかってきた。適切な睡眠時間というのがあり、これに足りないとよくないことは予想されたが、長いのもよくないというのは驚きであると思う。

睡眠時間だけでなく、寝床に入っているのに眠れない状態、すなわち不眠も長期的には高血圧、糖尿病、うつ病の危険性を高める。それまでは、寝床に入って静かにしていれば、眠れなくても心や身体は休まっていると教えられてきたが、そうではなかったということになる。現在は、不眠に適切に対処することで、いかに生活習慣病やうつ病のリスクを低下させることができるかが大きな関心を集めている。

睡眠に関する都市伝説の急増

睡眠に関する知識が広まってくるにつれて、私たちの眠りに対する極端な期待もあって、たとえ話が科学的事実と混同され、こうでなければいけないというような断定的な脅しや不安をあおるような話、憶測に基づく誤った健康法や睡眠法などが、この一〇年間で非常に増えたのも事実だ。

改めて調べると、ネット上にはこうしたものが驚くほど多い。健康食品や寝具、睡眠器具を売るために夥《おびただ》しい情報があふれている。ある時間帯に眠っていないと肌が荒れてしまう。毎晩眠る直前まで活発に過ごしてスイッチを切るようにぐっすり眠り、毎朝すっきり目覚めると同時にスイッチを入れるようにしっかり活動できないといけない。九〇分の倍数で眠れば、睡眠時間が短くても疲れがとれてすっきり起きられる。寝具を変えればすべての睡眠の問題が解消する。ある種の食べ物を食べるとぐっすり眠ることができる……。これらは全く根拠のないことというわけではないが、現実的には意味のないもので、都合のよいこじつけのようなことが多い。それが証拠に、これらを実行して睡眠の問題が解消して、健康になったという人には出会ったことがない。私たちに役立つ事実と興味本位の逸話をきちんと評価選別することが必要になっている。そうでないと、間違った情報でみなが迷惑する。

睡眠学の立場から

一九八〇年に精神科臨床を始めたころから、私は心の病に悩む人たちが睡眠の問題で困っていることを痛感し、睡眠について本格的に勉強したいと思っていた。一九九一年に現在の国立精神・神経医療研究センター精神保健研究所に勤めるようになり、睡眠学の指導者やそれを志す同僚に恵まれ、多くの国のプロジェクトに参加するチャンスも得た。そして、人はなぜ眠るのかといった基礎的研究から始め、わが国の睡眠に悩む人たちの実態をめぐる疫学研究、さまざまな睡眠障害のメカニズムや治療についての臨床研究を行ってきた。それと同時に睡眠障害専門外来では研究の成果を活かしつつ、多くの睡眠障害の診療を経験した。二〇〇六年に日本大学医学部に移ってからは精神神経科と睡眠センターで、心の病を持つ人たち、多様な睡眠障害に悩む人たちの役に立てるよう、日夜診療を続けている。

本書では、こうした人たちとの対話をふまえて、睡眠と私たちの生活、睡眠と心や身体の健康、睡眠と脳の働きなどといったテーマを取り上げ、これまでの調査や研究、そして最新の脳科学の進歩による知見をもとに、睡眠学の立場から解き明かしていきたい。本書はどの章から読んでいただいても、それぞれが快適な睡眠のためのヒントになると思う。

目次

I　睡眠のメカニズム

第1章　睡眠とは

正解が出せない素朴な疑問

医学部で睡眠障害についての講義が終わると、学生から「睡眠とは結局、何なのですか」と質問を受ける。「睡眠にどんな意味があるのか」「どうしたら眠らないで生活できるか」ということもよく尋ねられる。もっと切実に、「試験前に徹夜をする方法について教えてくれないか」と請われる。どれも素朴な疑問だ。関連する事実については、いくらでも述べることができる。しかし、正面から答えるのは難しい。正解はいずれも「現時点ではわからない」になってしまう。

約二〇年前、本格的に睡眠研究を始めたころは、「睡眠はレム睡眠とノンレム睡眠からなる」と答えていた。しかし、これでは本当の答えにはなっていない。なぜなら、そうであればレム睡眠とは何なのか、あるいはノンレム睡眠とは何なのかという次の疑問に答えなければならなくなる。ノンレム睡眠は特徴ある脳波を示し、レム睡眠は眼球が活発に動き、脳波はまどろんだ程度の状態が続く……。こうして微視的な方向に向かって考えていくと、自分で答えながら、睡眠とは何かという本質からますます外《そ》れていくのを感じる。だから、睡眠がなくなるとどうなるかについて考えることを出発点にする。睡眠がなくなることで生じる現象によって、睡眠の意味が少しはっきり見えてくるように思うからだ。

内なる自然に対する人間の挑戦

シカゴ大学のナサニエル・クレイトマン博士は、一九三九年に睡眠科学の古典ともいわれる『睡眠と覚醒』を書いた。その後、一九五三年にヒトのレム睡眠を発見するなど輝かしい貢献をし、六三年には同書の改訂版を出版した。ここには、彼の考えた将来取り組むべき学問のヒントが示されている。体内時計による睡眠と覚醒のリズム、眠くなる仕組み、夢の神経機構など現在研究のターゲットとなっているポイントが網羅され、多くの読者に問題を提起し、科学の夢を与え、実現に至る研究へと導かせた。

この本で、クレイトマン博士は、睡眠と覚醒の機構が科学的に明らかにされた未来では、科学により睡眠と覚醒を自由自在にコントロールできるという夢を述べている。未来の人たちは、科学の力で覚醒度を高めて効率よく仕事し、睡眠を自在にコントロールして短くても休息に満ちた睡眠をとるようになる。そして、長い余暇時間を利用し、より豊かで潤いある幸せな世界を実現できるだろうと書いた。

一九六〇年代は、睡眠という内なる自然に対する挑戦が盛んに行われた時代だ。米国では何時間眠らずにいられるかというイベントがしばしば行われた。オリンピックで競われる記録のように、若者が生物としての人間の限界に挑戦した。睡眠に関する科学的知識が乏しかったためできたのだと思う。人間の能力の限界に対する挑戦は科学により助けられ、そしていつか私たちはそれを克服できる、そのような時代の空気があったためかもしれない。

私たちは、毎晩眠る直前まで活発に過ごしてぐっすり眠り、朝はすっきり目覚めると同時にしっかり活動できるというのが理想と考えがちだ。こうしたら確かに時間が有効に使えると思う。しかし、スイッチを入れるように急に活動から睡眠に入り、急に目覚めて活動するというのは生物の身体の仕組みから考えると難しい。私たち生物の身体は機械とは違うのだ。

スケジュールに合わせて熟睡しようという試みは、大方失敗する。誰もがみなこうした経験があると思う。私自身も期末試験の時などによくやったものだ。帰宅すると徹夜に備えて眠っておこうとした。しかし、なかなか寝つけない。ぼおっとしているうちにぐっすりとは眠らずに時間がたってしまい、さらに頭もすっきりしない。こんな状態で夜になってきて、起きて勉強しても、普段眠る時刻になると、眠たくなってきて、結局準備ができずに眠ってしまう。そして、昼間のうちに勉強していたほうがよっぽどよかったと後悔する。

自分の都合や意志で徹夜をする、こうした睡眠との闘いは、生物として私たちの祖先が生きるために獲得してきた調節機構との闘いということができる。私たちには、睡眠の欠乏を補う機能があり、眠りたくないと思っても、眠ってしまう。これは身体と心を守る生き物としての睡眠調節が健全に働いているからだ。もし意志の力があまりに強くて自在に徹夜を続けることができたとしたら、身体も心もまいってしまうし、生命への危機を招く。

哺乳類の一種として

人間の叡智《えいち》をもって克服しようとした睡眠は、起きている時の人間に特有な高次の脳機能や豊かな感情と違って、他の生物と共通の仕組みで制御されている。眠っている時には、私たちは人間でなく霊長目《もく》に属するただの哺乳類《ほにゅうるい》になる。人間に特有の高度な判断能力や複雑な心の働きを考えずに、哺乳類の一種という視点で研究を進めることが睡眠研究の前提となる。

およそ数億年前から地球上の環境が生物の繁栄に好ましいものに変わってきた。植物が繁殖し、食物が豊富になった。こうした中で、脊椎《せきつい》動物の中から恐竜や鳥類、哺乳類といった恒温動物が出現した。恒温動物は、それまで繁殖していた魚類、両生類、爬虫《はちゅう》類《るい》と異なり、エネルギーを燃やし続けることで常に体内の温度を一定に保っている。外気温が低くなると活動ができなくなる変温動物と比べて、身体の内部環境を自ら一定のレンジに保つことのできる恒温動物では、環境に対する適応力は大幅に飛躍した。反面、体温を保つために常にエネルギーを燃やし続けなければならず、変温動物と比べると大量の食物が必要となった。そのため、食物の欠乏にはひどく弱い。

鳥類や哺乳類のような恒温動物は、さらに内外からの情報を処理し、身体をよりうまく働かせるための大脳を発達させた。大脳の発達によって適応力は飛躍的に高くなった。その頂点にいるのが人間である。しかし、これらの高等動物で発達した大脳は、体温を一定に保つ恒温動物としての限界をさらに超えて、膨大なエネルギーを消費する。そして、活性酸素のような有害な老廃物も産生するし、機能変調が起こりやすいという脆弱《ぜいじゃく》性を持つ。長時間働かせていると身体が供給できるエネルギー量では足りなくなる。これを防ぎ、大脳をうまく働かせるために休息を上手に管理する技術が不可欠になった。これが睡眠であり、身体が休む時間帯に大脳をうまく鎮静化して休息・回復させ、必要な時に高い機能状態の覚醒を保証する機能を持つに至った。つまり、高等な哺乳類にとって、睡眠とは、身体が休む時に、脳の活動をしっかり低下させ休養させるシステムなのだ。

シンプルな脳と身体を休めるシステム

このシステムは実は意外にシンプルな仕組みでできている。体内の温度を積極的に下げることで、まるで変温動物のようになって脳と身体をしっかり休息させるのだ。皮膚から熱を積極的に逃がすシステムが働くと、身体の内部の温度が下がると同時に、頭の内部にある脳の温度が下がっていく。体内の温度が下がると、生命を支えている体内の化学反応が不活発化する。つまり代謝が下がり、休息状態になる。

人間は手先や足先から熱を逃がすシステムが作動すると、体内の温度、そして脳の温度が下がり始めだんだんと眠くなることが一九九九年に明らかにされた。赤ちゃんの手が温かくなるのは眠たいサインだとよくいわれるが、これは生理学的にも正しい。熱を逃がして脳の温度を下げ、眠気を誘って脳を休ませているのだ。大人も同様に、夜になると自然に眠たくなるのはこうした機構が働いているからだ。冷え性で手が冷たくなりやすい人は、熱を逃がすのが下手《へた》で不眠になりやすいということがわかった。熱を逃がす時に重要な働きをするのは、手背《しゅはい》（手の甲）、足背《そくはい》（足の甲）、太ももの内側などである。こうした皮膚部分はラジエーターの役割をしているとも考えられる。

一日の中での眠気の変動は体内の温度と連動している。徹夜で帰宅した後、昼間に眠ろうとしてもぐっすりと眠れないのは、昼間なので体内の温度が上昇したままの状態だからだ。時差ぼけでなかなか眠れないのも同じ理由だ。時差地域で昼間に眠たくなるのは体温が下がっている時にあたるからだ。恒温動物となって、大脳が発達するにしたがって睡眠が発達してきたことから考えると、活動のために体内温度を保って生活する動物が体内の温度を下げ、脳の温度も下げ、これを強制的に休ませることに睡眠の意義があると考えていいだろう。

第2章　なぜ眠くなるのか

もし眠らないとどうなるか

私たちはなぜ眠たくなるのだろう。眠りが足りなくなると眠気が増してくることは、特に教えられなくとも誰でも知っている。およそ睡眠については、足りなくなると眠たくなるし、足りていれば眠たくならないと考えて生活している。私も睡眠について専門的に勉強する前まではそう思って暮らしてきた。起きていて疲れた分は眠らないといられない、それがわかっているからこそ、三〜四時間と短時間で熟睡してすっきりと起きている方法があったらと、求めたくもなる。

もし眠らないと生き物はどうなるのだろうか。最も古い実験報告に、一九世紀にロシアの科学者マリア・ミカエローヴァ・マナセーナのものがあり、イヌを運動させて起こし続けたところ、九六～一二〇時間で死んでしまったという。動物を眠らせないようにすると、身体機能や行動が変化し、最後には生命が危機的な状況に陥る。しかし、断眠が死に至るかという疑問については解決できないままであった。脳波で睡眠を感知すると直ちに覚醒させる装置を用いてラットで断眠を行うと、えさを盛んに食べ続けながらも平均一六日、およそ三週間以内で死んでしまったという結果が出ている。

では人間ではどうなのかというと、一九六四年に断眠マラソンで一一日間起きていた米国の高校生がいた。しかし、事実上は本当の覚醒ではなく、覚醒の質が明らかに低下していたことがはっきりしている。脳の活動から見ると、ここまで長く覚醒していなくても一日半の断眠実験で、目を開けているのに脳波はまどろんでいる時と同じになってしまう。つまり、目を開けたまま眠っている状態といってもいい。こうした事例は、他にもいくつかの報告がある。

一方で、睡眠不足に関する実験では、睡眠時間を実験的に半分にしただけで血圧上昇がみられたり、四時間睡眠で六日間過ごすと血糖値のコントロールが乱れたりすることがわかってきている。さらに、睡眠時間を短縮すると食欲ホルモンが増加して、食欲が増進することが二〇〇四年に発表され一つのトピックになった（第13章参照）。

プロスタグランジンD_2の発見

こうした睡眠不足による心身の変化、睡眠不足による眠気の増大の背景には何らかの物質的な裏付けがあるのではないかと考える人が以前からいた。長時間起きていると、脳が疲労してくる。この疲労は何だろうか。物質的な要因を考えると、脳が活動している間に一種の老廃物が脳に蓄積するために起こるのではないか、この毒素が脳の機能を麻痺させ低下させるのが睡眠ではないかという考えが現れた。

一〇〇年あまり前、これについて世界で初めて実験的に確かめたのは、愛知県立医学専門学校（現在の名古屋大学医学部の前身）で生理学の教授を務めていた石森國臣博士である。彼は、長時間眠らせないでおいたイヌの脳脊髄液《のうせきずいえき》から抽出した物質を別のイヌの脳内に注射すると、そのイヌが眠ることを発見した。この実験結果から、眠らないでいると脳内に眠気を誘う物質がたまり、これが眠りを引き起こしているのではないかと考えた。以降、この物質は「睡眠物質」と呼ばれるようになり、これについて多くの研究がなされてきた。しかし、決定的な物質はなかなか見つからなかった。それが二五年ほど前に京都大学名誉教授早石修博士のチームが東京医科歯科大学名誉教授の井上昌次郎博士らと協力し、最も強力な睡眠物質としてプロスタグランジンD_2を発見した。

脳は頭蓋骨《ずがいこつ》の中で脳脊髄液中に浮いている。動物を眠らせないでおくと、起きていた時間に比例して脳脊髄液の中にプロスタグランジンD_2が増えてくる。脳脊髄液中の睡眠物質の増加という情報は、脳の膜上にある受容体により感知される。脳でプロスタグランジンD_2を感知する部位は、人間でいうと、ちょうど眉間の奥の部分にある。この神経情報はアデノシン神経系を通じて脳のより奥にある睡眠を引き起こす部位に伝えられる。つまり、長く起きていたという時間に関する情報が脳脊髄液中の睡眠物質の量に変換され、この睡眠物質の増加という情報が神経情報となって、脳の眠りを引き起こす部位、視床下部《ししょうかぶ》に伝達されるのだ。そして、視床下部の眠りを引き起こすGABA神経系が働き出す。GABA神経系は、より奥にある目を覚ましておく神経活動を支える部位、結節乳頭体《けっせつにゅうとうたい》のヒスタミン覚醒系を抑制し、この時に私たちは眠くなる。

睡魔はどう伝達されるか

この神経情報の伝達の仕組みは、私たちの日常感覚ととても関連が深い。

最初に神経のシグナルとなって睡眠不足の情報を伝達するのがアデノシン神経系である。

睡眠不足で眠たい時、私たちはコーヒーを飲むと目が覚める。それは、コーヒーの主成分であるカフェインが、この働きを抑制するからだ。脳が疲労して睡眠物質がたまってきたという情報の伝達を妨げるのだ。

次のステップはGABA神経系だ。GABA神経は、いろいろな部位に分布して神経細胞の興奮を抑える働きを担っている。睡眠においても視床下部の視索前野《しさくぜんや》という部位のGABA神経系が重要な役割を果たしている。アルコールを飲むと眠たくなるのは、この神経系でアルコールがGABAと同様に働くからだ。

昔使われていたバルビツール酸系の睡眠薬は、この部位でやはりGABAと同様に働き、神経活動を抑制する。これらが、とことんまで抑制する力を持っているのに対して、現在使われている睡眠薬、ベンゾジアゼピン受容体作動薬は、脳内でGABAの働きを一定限度の範囲で増強する。アルコールやバルビツール酸系と異なり、GABAの代わりにとことんまで神経活動を抑制することはない。これがアルコールやバルビツール酸系と比べた場合の相対的な安全性と関連すると考えられている。アルコールと睡眠薬は、ほぼ同じ仕組みで重層的に働くため、一緒に使用するとこれが相互に強め合うことがあり、危険な状態が生じやすい。

最後のステップはGABA神経系がヒスタミン覚醒系の活動を抑えるプロセスとなる。ちょうど抗アレルギー薬や風邪薬に含まれる抗ヒスタミン薬を服用すると眠たくなるのは、このヒスタミン覚醒系の活動を直《じか》に抑えることによる。目覚めている状態を保つにあたってヒスタミン覚醒系の重要性がわかってきたのは比較的最近のことだ。緊張して起きている状態を作り出す、覚醒剤のような薬物は主にドパミン系に働くが、ヒスタミン系はただ目覚めている状態を支えていると考えればわかりやすい。

アフリカ睡眠病

プロスタグランジンD_2を中心にした眠りの仕組みが明らかになってわかった病気がある。アフリカ睡眠病はアフリカに広くある風土病で、ツェツェバエが媒介する寄生虫のトリパノソーマが起こす病気である。発熱して神経症状が現れ、その後、昏睡状態のように眠りっぱなしになり、最終的には死に至る。年間約一〇万人が死亡するとされる。この病気では、トリパノソーマという寄生虫が脳に入り込んでプロスタグランジンD_2を大量に作り出すために、眠りっぱなしになることがわかってきた。その病気にかかった人の脳脊髄液中には、考えられないほど多量のプロスタグランジンD_2が見いだされ、それが病的な睡眠と昏睡《こんすい》に関与していると考えられている。

長く起きていると眠くなるという法則はいつもの生活場面には当てはまる。しかし、これが通用しない場合がある。徹夜をした翌日の日中睡眠が典型的だ。前日の朝からずっと夜通し起きていたのなら、朝休めばいつもよりぐっすり眠れてよいことになる。しかし現実には日中の睡眠は浅く不安定だ。疲れて眠たいのによく眠れない状態だ。疲れていてぼんやりする。起きていようとするとフーッと眠気が襲ってくる。しかし、ぐっすり眠ろうと横になってみても、なかなか寝つけない。身体がほてっているようで眠ってもすぐに目覚めてしまう。こうしたことから、長く起きていると眠くなるが、夜でないと安定して眠れないということが体験的にわかる。この背景には、体内時計が二四時間周期で身体を休める仕組みが関係していることがわかっている（体内時計については第６章で詳しく述べたい）。

このように脳が疲れたぶんだけ深く眠ることはわかったが、さらに二〇〇四年以降、日中に酷使された脳部位は酷使されたぶんだけ深く眠り、それにより機能を回復することが明らかになった。また、左右片方の上肢を固定することでそれに対応する反対側の脳を使わないようにすると、その部分は睡眠が浅くなることも示されている。これは局所的な脳の疲労に対応して、その部分を休息させるシステムが私たちの脳にはあることを示す。睡眠中に局所的に休める物質についての研究が行われている。この分野の研究の進歩はめざましい。

第3章　レム睡眠とノンレム睡眠

第1章で少し述べたように、哺乳類の睡眠にはレム睡眠とノンレム睡眠の二種類ある。レム（REM）というのは、急速眼球運動（Rapid Eye Movement）のことで、眼球が動いている時期をレム睡眠、眼球の動きが見られない時期をノンレム睡眠という。

イヌやネコなどを飼っている人は、眠っている時の姿勢に二種類あることに気づくだろう。首を保持してうずくまるように行儀よく眠っている状態がある。こうした時には、まぶたの動きは見られず、すやすやと気持ちよさそうに眠っている。これがノンレム睡眠である。一方、だらりと横になって行儀の悪い姿勢で眠っている状態がある。このような状態の時には、まぶたがぴくぴくと動いている。よく見ると、眼球が素早く動いているため、まぶたの動きが出現しているのがわかる。ネコではひげがぴくぴくと速い動きを見せることもある。つま

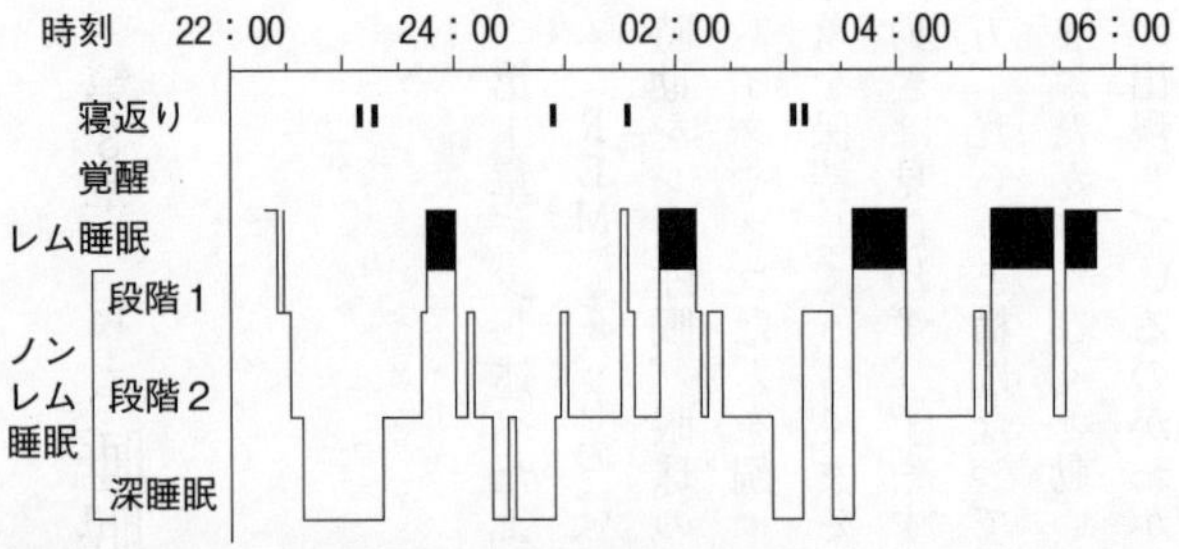

睡眠ポリグラフ検査による一夜の睡眠経過

り、これがレム睡眠だ。

一晩の約八〇％がノンレム睡眠

人間は横になって眠るため姿勢の違いははっきりしないが、近くで観察すると目をしっかりつぶって、すやすやと深い寝息をたてゆったりと眠っている状態がノンレム睡眠である。一晩の八〇％くらいがこのノンレム睡眠だ。一方、呼吸が浅くやや不規則で、目が開き加減になりまぶたがぴくぴくと活発に動いている状態がレム睡眠である。レム睡眠は通常一晩の睡眠のおよそ二〇％を占める。

レム睡眠とノンレム睡眠を判定し睡眠を客観的に調べるためには、脳波、眼球運動および筋活動、心電図などを記録する睡眠ポリグラフ検査が用いられる。健康な成人男性の睡眠ポリグラフ検査による一夜の睡眠経過は上図のようになる。

健康人が夜間七時間の睡眠をとる時、まず浅いノンレム睡眠から次第に深くなり、深い睡眠がしばらく続く。そして、寝返りの後、浅いノンレム睡眠が出現し最初のレム睡眠に移行する。入眠から最初のレム睡眠までの時間は平均すると九〇分くらいである。レム睡眠が五〜四〇分続いた後、再びノンレム睡眠に入っていく。その後、レム睡眠はノンレム睡眠と交代しながら九〇〜一二〇分程度の周期でくり返し出現する。睡眠前半に深いノンレム睡眠が多いが、これは睡眠をとる前に何時間起きて活動していたかに影響される。一方、レム睡眠の出現は、早朝に最も多く出現するというように体内時計のリズムに支配されている。

レム睡眠の特徴

レム睡眠は、よく知られているように夢を見ている睡眠だ。レム睡眠にはノンレム睡眠にみられないいくつかの特徴がある。

まず、脳波ではまどろんだ時にみられるパターンが主体で、起きている時に比べてほんの少し機能が低下した程度の状態であるため、夢を見るという精神活動が可能なのだ。この程度の脳の機能低下の状態では、ちょっとした刺激でも目が覚めてしまうはずだ。しかし、レム睡眠が非常に浅い睡眠であるにもかかわらず、目が覚めずに二〇分以上続くのは、外部からの感覚入力を遮断する仕組みが働いているからだ。聴覚の遮断が典型的である。起きている時には音によって鼓膜が振動すると、耳小骨《じしょうこつ》を通じて振動が内耳《ないじ》に伝えられ脳が音を感じる。耳小骨はまさに糸電話の糸として働く。起きている時やノンレム睡眠の時には、これが耳小骨筋という小さな筋肉によって引っ張られて糸電話の糸が張ったような状態になっている。レム睡眠中は耳小骨筋が緩んで、糸電話でいうと糸がたるんだ状態になっているため、いくら鼓膜が振動しても内耳そして脳にそれが伝わらない。

次に、レム睡眠の時には、何かを見ている時のような急速な眼球の動きが現れる。これが連続して出現すると、あたかも起きている時にものを詳しく見ようと注視しているのとそっくりな動きになる。これは、夢を見ているため、そのイメージを追って注視しているのを反映するとも考えられていた。しかし、動物を用いた実験では、ものを見る時に目を積極的に動かす大脳の働きがなくともこの動きが出現することが確かめられているため、この目の動きが夢の中での何かを見ている体験とイコールとは考えられていない。

さらに、目の動きが活発であるのと対照的に、全身の筋肉の緊張が著しく低下している。よく観察すると体中が、そして顔の筋肉までもだらっと力が抜けているのがわかる。ただし、胸部にある呼吸に関連する筋群は完全に脱力するわけでなく、やや浅く不規則な呼吸運動を行っている。これは、脊髄のレベルで脳からの運動指令が絶たれた状態である。つまり、脳からの運動指令の経路でクラッチが切れている状態と考えてよい。そのため、夢を見ている時に動こうと思っても動けない状態を体験することがある。これがひどくなったのが、金縛り、医学的には「睡眠麻痺」と呼ばれる状態である（第10章参照）。レム睡眠中は、全身の筋肉が完全に脱力してしまうため、電車の中で座った姿勢を保ちながらレム睡眠でいられることはない。

レム睡眠中の自律神経活動は大きく変動する。脈拍、呼吸数は全体に増加し不規則になり、呼吸が浅くなる。健康な成人では、レム睡眠期に一致して陰茎あるいは陰核の持続的勃起が生じる。これらの部位に血液を運ぶ血管が拡張するためだ。瞳孔は小さくなっている。

レム睡眠中にはほとんどの場合、夢見を体験している。そして、起こされた時の目覚めがよい。これまでの実験結果を見ると夢見体験の率は七〇～一〇〇％となっている。必ずしも一〇〇％でないのは、レム睡眠からは覚醒させた時に速やかに目覚めるため、内容を忘れてしまうからかもしれない。

生物にとってレム睡眠の意義とは、主に骨格筋の緊張を積極的に抑制することで身体を非動化させ、外部の昼夜リズムに合わせて骨格筋など運動器を休めることにあると考えられる。

ヒトの場合、レム睡眠は朝に向かって出現が増えていく。この出現のパターンは基本的に体内時計により支配される時刻依存性の性格を持つ。脳の機能から考えると、ノンレム睡眠の時に休んだ脳機能を朝の覚醒に向けて、外界の変化からはなれ夢を見ながら徐々に働かせている。つまりオフライン状態でウォーミングアップしている状態とも考えられる。レム睡眠の状態から自然に覚醒した時には、比較的すっきりと起きることができるのはこうした理由だ。

ノンレム睡眠の三段階

ノンレム睡眠について考える場合、電車の中の居眠りをイメージすると、その深さについて理解しやすい。電車内で見られる居眠りは、脳は眠っているものの姿勢はある程度保っていられるので、ノンレム睡眠と考えてよい。この睡眠は脳の休息度を表す脳波所見から、まどろみ期、軽睡眠期、深睡眠期の三段階に分けられる。

電車の座席で眠っていても、きっちり座った姿勢が保て、駅を乗り越さないでいられるのはまどろみ期の睡眠だ。自分では目をつぶって休んでいるだけと思っていても、大方はこの状態のごく浅い睡眠であることが多い。実験的に脳波を観察しながら、こうした状態で声をかけて起こすと、半分くらいの人は「目をつぶって安静にしていただけで眠っていなかった」と答える。脳波で見ると、覚醒時であることを示すアルファ波が徐々に消えていく時期にあたる。

軽睡眠期になると、誰でも自分が眠っていると感じる。時折だらんと首が保てなくなる。降りる駅でドアが閉まる直前に目が覚める。降りようか降りまいか迷って、すんでのところで乗り越してしまう。こんな状態が軽睡眠期だ。このとき、脳波には睡眠時であることを示す特徴的な波型（瘤《りゅう》波《は》や紡錘波《ぼうすいは》）が出現する。日中に疲れた大脳皮質は眠っているが、脳の一部では耳から入る情報をモニターしている。だから、降りるべき駅のアナウンスがくり返されると、ドアが閉まるころになって目が覚めることになる。この状態は一晩の五〇～六〇％あり、ノンレム睡眠の八〇％以上を占めている。脳を休めることは、脳を回復させるのに重要だが、完全に働きが停止してしまっては、生物にとって危険である。このレベルの睡眠が多いのは、生存という生物としての目的からみると納得できる。

深睡眠期になると、誰でも自分が熟睡していると感じる。足を揃《そろ》えていられず、首はきちんと保っていられない。このとき、脳波では脳機能が著しく低下していることを示すデルタ波が出現している。そのため、多少の物音では目覚めず、覚醒させるには大声で呼びかけるか身体をゆすることが必要になる。電車で乗り越してしまうのはこの段階にまで入っている場合が多い。

深い眠りの時には

深く眠れば起こされた時すっきりしているというのは誤解で、実際は、深い睡眠から起こされるとなかなか目覚められず、ぼんやりした状態から脱するのに時間がかかる。ノンレム睡眠の自律神経系活動は概して安定し規則的である。心拍数や呼吸数は覚醒時よりも低いレベルで安定する。特に、深いノンレム睡眠では、呼吸が深くなり、すやすやと寝息をたてた状態となる。同時に感熱性の発汗、つまり寝汗が持続的に出現する。寝汗をかいて熱を逃がし、温度をさらに下げて脳を休息させているのだ。この時期は瞳孔が開いているため、深い段階で熟睡している時に無理やり起こされると、しばらくの間まぶしくて目を開けていられない。ノンレム睡眠中は、レム睡眠に見られるような鮮明な夢を見ることはない。大脳がほぼ完全に休んでいるからだ。

ノンレム睡眠の意義は、主に脳を休ませることにあると考えられている。大脳皮質は進化とともに大きくなっている。巨大化した大脳は大量のエネルギーを要求するうえ疲弊しやすいため、機能を維持するには十分な休息が必要になってきた。したがって、長い間覚醒していればいるほど、その後の深いノンレム睡眠である徐波《じょは》睡眠が増加することがわかっている。すなわち、一種のホメオスタシス（恒常性）維持機能だ。

深いノンレム睡眠中は、身体の中でも重要な変化が起こる。主に子どもの成長や身体の修復に関係する成長ホルモンは、深いノンレム睡眠で熟睡している時に最も活発につくられる。また、抗生物質のなかった時代に、肺炎でもよく眠る人は早く回復するといわれていた。細菌やウイルスなどの外敵が身体に侵入すると、防御機構が働き、白血球がこれらを排除する。こうした時、つくられる免疫関連物質、インターロイキンなどの免疫物質の中には体内の免疫機構を活性化するとともに、深いノンレム睡眠を誘発する作用を持つものがある。感染時に眠たくなるのはこうした物質が働いている証拠と考えてよい。眠ると風邪が治るというより、ひどく眠たくなるようなら免疫機構が働き治っていくプロセスが始まったとみてよいようだ。

二つの眠りがある意味

こうしたレム睡眠とノンレム睡眠の機能を考えると、もともと身体を休めるための睡眠であったレム睡眠があり、この睡眠状態では脳を積極的に休ませる機能はなかったということができる。下等な爬虫類《はちゅうるい》の睡眠はほとんどが筋肉を休めるための睡眠である。つまり、レム睡眠とよく似た状態である。高等動物になり大脳が発達してくるにしたがって、脳を積極的に休ませる仕組みが必要になり、レム睡眠とは異なった状態であるノンレム睡眠が発達したという。この説明は納得できる。さらに、私たち哺乳類の祖先にとって、身体が休むレム睡眠の時には脳は目覚めていて、脳が休むノンレム睡眠の時には、筋肉は完全に休まないというシステムは、眠っている時の無防備な時間を最小限にするという利点があったのではないかと考えられる。

第4章　眠りの長さ

どのくらい眠れば健康的なのか

ナポレオンは三時間しか眠らなかったといわれている。その一方で、アインシュタインは一〇時間も眠っていたという。前者は、ナポレオンがいかに自己統制に優れた戦略家であったかを示すのに語られ、後者は、長期的に考え、すばらしい真理に到達するには、焦らずゆっくり考えたほうがいいという意味で紹介されることが多い。しかし、いずれのエピソードにも医学的な根拠はない。睡眠の医学から考えると、もしナポレオンがいくら能力に長《た》けた人であったとしても、三時間しか眠らなかったとしたら、確実にその四分の一程度の力しか発揮できなかっただろうし、アインシュタインが毎晩一〇時間眠っていたとすると、健康な状態ではなかった。睡眠時無呼吸症候群などの睡眠障害にかかっていたのではないかと考えてしまう。

では、どのくらい眠れば健康的だといえるのだろうか。熟睡できれば睡眠時間は短くてもいいのか、睡眠時間を短くできるのか、八時間眠れていないと問題が起きるのか等々、睡眠時間に関する質問はよく受ける。一般的には八時間以上の睡眠が望ましく、それ以下であると睡眠不足ではないかと思っている人が多い。十数年前の睡眠に関する本には、八時間睡眠を目標にゆっくりと休むよう書いてあったはずだ。

私たち医療関係者も、睡眠は長ければ長いほど休養になると信じていた。確かに病気の人たちが回復してくる時に、よく眠るのは昔から気づかれていた。精神科の治療においても、うつ病では治療初期は少し長く眠ってもらったほうが早く回復することが経験的に知られているし、躁《そう》病でも長く眠ることの治療上の重要性は認められている。このため、治療の初期には八時間以上を目標に眠るための薬物を十分に投与することが多い。しかし、こうした病気にかかっていない人がそんなに眠れるのかというと、それは難しい。

八時間睡眠の根拠はどこに

八時間睡眠の根拠はどこにあるのだろう。産業医学の分野では、八時間睡眠は日中の眠気や作業能率低下を防ぐために重要であるという実験的研究が多い。実験に参加した健康なボランティアの夜間睡眠時間をだんだんと短くしていくと、日中の眠気が増え、作業能率が下がり、ミスが多くなるという研究だ。研究の一例を紹介すると、八時間から睡眠時間を短くするために、寝床で過ごす時間を制限していく。そうすると、四時間にしたところから眠気が異常なレベルとなる。一晩だけ五時間に制限しても眠気は異常なレベルにはならないが、これを数日続けるとやはり異常なレベルになる。

こうした実験では、睡眠時間を制限するために寝床で過ごす時間を短くしていく。睡眠時間は確かに短くなる。最長でも寝床で過ごした時間ということになる。就床時刻と起床時刻から算出した時間を「寝床で過ごした時間」(Time in bed)といい、実際に眠った時間を「総睡眠時間」(Total sleep time)という。しかし、対象となった八時間フルタイムで眠ったかについては確証がない。つまり、八時間眠るためにベッドで過ごしたことは確かだが、何時間眠っていたかはきちんと調べられていないのだ。一方で時間を短くしていった場合には、横になっている時間フルに眠ったと想像できる。こうした結果を解釈するには、寝床で過ごした時間と実際に眠った時間の差が起こることを斟酌《しんしゃく》しなければいけない。

睡眠を客観的に評価する方法として、終夜睡眠ポリグラフ検査を用いたものがある。これ

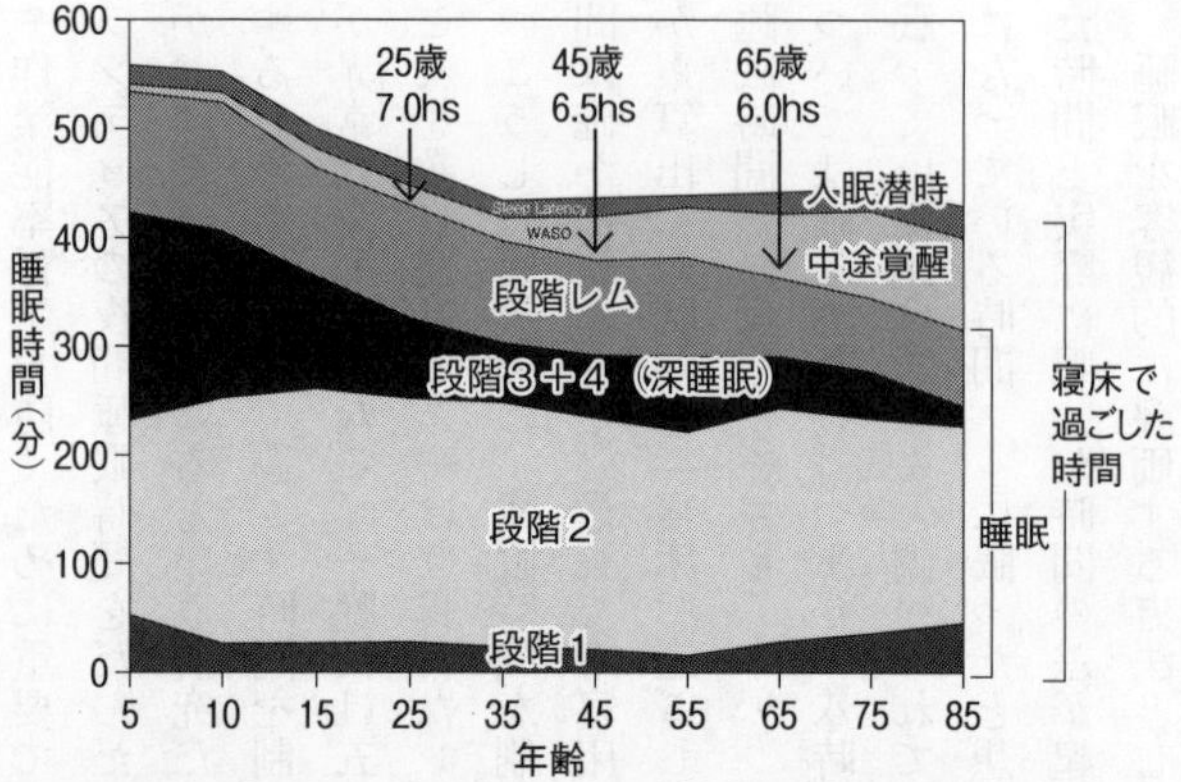

年齢別睡眠時間（Ohayon M.M. et al, *Sleep*, 27(7), 1255-1273,2004）

は脳波や眼球運動、筋活動、心電図、呼吸などを睡眠中連続して測定するものだ。この手法によって厳密に健康な人の睡眠を調べた研究を世界中からピックアップして、三五七七人分のデータをまとめたものがある。それによれば、総睡眠時間は発達・加齢にしたがって減っていくことが明らかにされている。図にあるように正味の睡眠時間は、一〇代前半までは八時間程度だが、二五歳でおよそ七時間、四五歳でおよそ六・五時間、六五歳で六時間と年齢が上がるにつれて短くなる。

ほどほどの時間が最もよい

それでは、本当に睡眠時間が八時間なくてもいいのかと心配になる人もいるだろう。よく引用されるデータとして、ＯＥＣＤ（経済協力開発機構）の調査による睡眠時間の比較がある。これによれば、ヨーロッパ諸国は軒並み長く八時間以上であり、日本と韓国が最も短く七時間程度という結果になっている。これを基にして、日本人は働きすぎで睡眠不足であるという話がマスメディアを賑《にぎ》わすことがある。この調査での睡眠時間は、ウィークデイの就床から起床までの時間であって、実質的に眠った時間ではない。睡眠時間は、動物種によりほぼ一定であり、人間に限って人種差があるものではない。朝ベッドの中で新聞を読むまで、あるいは朝食をとるまで過ごす国もあれば、私たちのように平日であればベッドは眠るためだけに使用している国もあり、就床していた時間については文化や生活習慣による差が出やすい。

睡眠時間八時間説に対する反証は、むしろ睡眠以外の研究分野から出てきた。二〇〇〇年以降の生活習慣病と生活習慣に関する研究から、睡眠時間が極端に短い人だけでなく、八時間以上と睡眠時間が長い人も高血圧、糖尿病の確率が高いことが明らかになった。さらに、米国の調査で、睡眠時間が六・五～七・五時間の人は、それより短い人や長い人と比べて六年後に生存している確率が高いこともわかった。

これら最近の研究から考えると、睡眠時間は短すぎるのも長すぎるのも健康に良くないようだ。六時間台あるいは七時間台という、ほどほどの睡眠時間が最も健康であるという結論だ。不眠治療における睡眠時間の目標はここになる。いわれてみれば、普通が一番ということで、なんとなくほっとする。

実際、健康な人の生理的な睡眠時間は一定の範囲内にあり、寝床の中で長い時間過ごしても、生理的な睡眠時間を大きく超えて長く眠ることができるわけではない。たくさん眠ろうと長く床に就いていると睡眠が全体に浅くなり、中途覚醒が増える。こうしたことを利用して不眠を薬なしで治す方法として認知行動療法という治療法がある（これについては第20章で述べたい）。

また、健康・体力づくり事業財団による「健康づくりに関する意識調査」（一九九七年六月）では、二〇歳以上の一般国民において、睡眠が「充分とれている」と答えた人では七・三時間、「まあとれている」と答えた人では六・七時間であった。一方「あまりとれていない」と答えた人、「まったくとれていない」と答えた人ではそれぞれ五・八時間、五・四時間であった。すなわち、成人の場合、個人差はあるものの七時間弱の睡眠時間が睡眠充足の目安になり、六時間を割ると多くの人が睡眠不足を感じるということができる。

充分に眠ったと実感するのは

私たちの睡眠は時間だけで測れるものではない。実際に床の中で何時間か眠ったはずなのに、あまり眠った実感のない場合がある。実際に眠った時間と、眠っていたと感じる時間に違いを感じることも多い。休日で長く眠っていられる日に限って、いつも通りに目が覚めて、しかもよく眠った気がするため起きてしまう。夜中に目が覚める。よく眠れたな、もう朝かと思って時計を見ると、床に就いてからまだ二時間くらいしかたっていない。日によって、まだ夜明けと思って時計を見ると、もう起きなければいけない時刻を過ぎている。こんな具合だ。

世の中には、指示された時刻に目覚まし時計なしで正確に起きられる人がいる。実験をしてみてもそのとおりだという。なぜ時計を見ることなく眠った時間がわかるのか、という疑問が湧く。

眠った実感というのはさまざまなことに影響される。例えば、熟睡すると長く感じる、目覚めがよいと長く感じるという報告がある。早く起きようと強く思っていると、ストレスに関連した副腎皮質刺激ホルモン（ACTH）の分泌がいつもより早まるという実験結果もある。ストレスホルモンが目覚ましの役をするという説だ。

もう一〇年近く前になるが、大学院生たちが、眠った時間をどのくらい実感できるものか実験をしてみたいと言ってきた。興味深かったので確かめてみることにした。参加者に実験室で一晩過ごしてもらい、就床時に時刻を知らせ、睡眠中の脳波を測定しながら、種々の時刻に起こして、「いま何時か」と聞く。これは、時計を意識させずに眠った時間に関するデータを得る実験だった。

参加した大学生ボランティア一一人は、眠った時間を時計なしでそこそこ正確に予測することができた。深く眠っていた時ほど、実際の時間より長く眠ったと感じ、夢を見ていることの多い浅い睡眠であるレム睡眠が多い時には、実際より短く感じるという結果が得られた。深い睡眠は一晩の前半に多く、レム睡眠は後半に多い。そのため、一晩の前半で覚醒した時は実際より長く眠ったように感じ、後半で目が覚めると眠りたりないと感じることをうまく説明する結果だった。このことから長く眠った実感は、睡眠の量だけでなく、睡眠の深さにより影響されると考えられる。

一晩の睡眠でみると前半部で深睡眠が多い。起きる前の二時間ほどはレム睡眠を含めた浅い眠りが主体になって眠っていながら朝起きる準備を始めている。いつもの起床時刻に、すっきり起きられるのはこうした一晩を通じた睡眠調節の仕組みがあるからだ。脳をしっかり休めるのは前半の深い睡眠だが、活動に備えた脳の準備をするのは朝方の浅い睡眠だ。朝すっきり起きられるのは浅い睡眠のおかげ、これも重要な役割を持っている。

第5章　季節の変化と睡眠

冬眠の季節

人の睡眠時間は、年齢のほかにも生活様式や素因などによっても変化するが、季節の移り変わりによる影響も大きい。春といえば、孟浩然《もうこうねん》の「春眠暁を覚えず」を思い浮かべ、春になると眠たくなることとの生理学的な意味について質問を受けることが多い。*しかし、春になると日中の眠気が増したり、朝起きられにくくなったりという生理学的な裏付けはない。そもそも「春眠暁を覚えず」自体が、ゆったりと幸せな春の目覚めを歌ったもので、春に眠たいという意味は全くない。むしろ、日の短い季節には、睡眠が浅く長くなり、日中も眠気が強いのが、日が長くなる春には改善してくる。

夏が過ぎ、秋の気配を感じるようになると、外来を訪れる人たちから「このところ、長く眠っているのに眠った気がしない」という声を聞くようになる。この状態を、どうも夏の疲れが残っているのが原因だと思っている人が多い。しかし、実は、こうした症状は冬に備えるための生き物としての仕組みによるものなのだ。

クマなどの動物は、秋分の日から冬至に向けて、冬眠のためにたくさん食べて脂肪を蓄積するとともに、次第に眠る時間が長くなって動きが不活発になる。あたかも厳しい冬を予知しているように行動する。食物が減ってくる冬に向けて、休息時間を長くとってエネルギーの消耗を防ぐという行動パターンは、生き物にとって実に巧妙な適応戦略だ。

実は、人間にも、冬眠する哺乳類と同様の身体機構が生まれつき備わっている。食欲の秋というように、多くの人が穀類や芋類などの食べ物に対する欲求が増えるのを経験する。枯れ葉の散るのを見て心を動かされるように、秋は感傷的になりやすい。本人の感じ方、つまり自覚的には物思いだが、他覚的に周りから観察すると単なる不活発状態ともとれる。どちらも動物と共通の仕組みと考えることができる。

こうした心身の季節変化をコントロールしているのは何だろうか。これは温度ではなく、日の長さが重要なポイントだ。夏至から徐々に日は短くなるが、秋分の日が近くなるとその変化は日に日に大きくなり、最終的に一年で一番日の短い冬至へと至る。そして、冬至を過ぎると徐々に日は長くなっていく。日の長さの変化は、気温の変化に一、二ヵ月先んじており、動物も人間も日の長さを認識する機構を持っているため、寒くなるのを予見したような行動がとれるというわけだ。

日の長さと関連した心身の季節性変化が著しくなると、生活に支障をきたす。秋から冬にかけて憂うつになり、睡眠がだらだらと長くなり、炭水化物の過食が起こり、春になると自然に治ってしまう冬季うつ病という病気がある。このような人には、太陽に匹敵する蛍光灯やLEDを利用した照明器を朝夕に用い、人工的に日を長くして、春から初夏のころに相当する光を確保すると、心身が春夏の調子を取り戻し、冬の憂うつ感が軽くなって元気になる。つまり、日長時間と関係した季節変化に対しては、人工的にコントロールすることが可能なのだ。

暑くても、寒くても寝つけない

冬、布団が冷たいと感じる夜には、なかなか寝つけない。寒さで夜中に目が覚めることもある。学生時代に、身体の内部の温度が下がって身体機能が休息に入る時に眠るのだと習った。それだったら、寒いほうが身体の内部温度も下がりやすく眠りにつきやすいのではないか。しかし、心地よく眠れる時には身体がぽかぽかするのが普通だ。睡眠の勉強を始めたころ、ここがずっと分からなかった。

爬虫類以下の変温動物は、気温が下がると体内の温度も次第に下がり活動できない。一方、哺乳類のような恒温動物は外界の温度と関わりなく体温を保つことができる。このため、夜に気温が下がっても活動できる。恒温動物は脳と身体の休息が必要な時間帯になると、変温動物のように自ら内部の体温を積極的に下げて眠る。これは、脳にある眠りを起こす部位、睡眠中枢の働きだ。

眠くなった時、身体の内部温度が下がっているのに暖かく感じるのは、手先や足先など身体の表面が温かくなることで、体内の熱を冷ましているからなのだ。睡眠中枢は、積極的に皮膚から外に熱を逃がすことで、体重数十キロある私たちの体内温度を効率的に下げ、睡眠の準備を始める。

眠くなった赤ちゃんの手足の先がぽかぽかと温かいのは、体温を下げようと皮膚から熱を外へ逃がしているからだ。大人でも同じことが起こっている。寝る前に寒いと、手足の末梢血管が縮んで熱を逃すまいとするため、寝つきが悪くなる。冷え性で手が冷たくなりやすい人は、熱を逃がすのが下手であるため寝つきが悪くなりやすい（第1章参照）。

少し身体を温めると、血管が開いて手足から熱を逃がしやすくなり、眠る態勢のスイッチが入る。日本の夏のように気温が高く湿度が高いと、手先や足先からうまく熱が逃げていかない。効率的に熱を逃がせないため、身体の内部温度が下がりにくく、休息つまり睡眠に入りにくい。暑くて眠れないというのはこうした時に感じることだ。

結局、寒くて寝つけないのも暑くて寝つけないのも、どちらも眠りに入れない直接的な理由は身体の内部温度が十分に下がっていない、つまり身体が休息状態に入っていないためなのだ。

寝汗による体温調整

眠っている時に汗をかくのは、身体の温度調節のためだ。これは日中暑いと汗をかき、運動をすると汗が噴き出すのと同じで、額や手の甲、胴やわきの下などに多く見られる。一方で、緊張した時にも汗をかくことがある。手に汗握る、冷や汗が出るというのはこうした状況だ。よく考えると、暑い時と比べて、汗をかく部位がちょっと違う。掌や足の裏に汗をかくのが特徴だ。

夏に限らず、眠っている間に大人は、一晩でコップ一杯に相当する量の寝汗をかく。これは生理的な、自然な現象で、睡眠を起こす脳の睡眠中枢が働くために起こる。汗をかくことで皮膚から熱を逃がし、身体の内部温度を下げる。これにより生体内を支える生化学的反応を抑え、エネルギー消費を減らして脳と身体を十分に休ませる。だから睡眠の最初の一〜二時間、一晩で最も睡眠が深くなる時に多く汗をかくことになる。

そのように睡眠が深く、寝汗をかいている時には、通常目は覚めない。目を覚ますことになるのは、夜間の当直などで無理やり起こされたり、身体に痛みがあったり、暑くて寝苦しい環境だったりというような不快感がある場合だ。こうした時は、いい気持ちで目覚めるわけではない。寝汗を意識するのと同時に、頭がぼんやりして目覚めが悪かったり、瞳孔が開いているために光がまぶしくつらかったりなど不快感がある。このため、寝汗は悪役扱いされやすい。

しかし、人間は哺乳類の中で汗をかく仕組みが最も発達している。起きている時も眠っている時も汗をかいて体温を調節する。人間の学名はホモ・サピエンスといい、知恵のある人を意味するが、汗かく人でもあるのだ。

汗による体温調節を知ってこれを適切かつ自在に操ることができれば、睡眠はコントロールできる。つまり体温を自由に調節できれば睡眠障害を治すことができる。さらに、睡眠の障害を伴う心の病も、体温の調節で治せるのではないかと想像がふくらんでいく。

＊「春眠暁を覚えず」

孟浩然が詠《よ》んだこの詩では、春は眠くうつらうつらして夜の明けたことに気づかないという有名な部分の後に、鳥のさえずりが聞こえ、朝になったのだろうかという節が続く。さらに、昨夜の風雨で花がどのくらい散ったことであろうという自然への思いで結ばれる。作者は日の出後の薄明るい中でまどろんで、自然に思いをはせている。これは憂うつな冬と違う、ゆったりと幸せな春の目覚めを詠んだものだ。春に眠気が強いという意味ではない。いつの間にか誤った解釈が世の中に広まってしまった一例だ。

第6章　朝型・夜型と体内時計

朝型・夜型のそれぞれの特性

朝起きるのがめっぽう強く、午前中の能率がすばらしく良い人は、夜遅くまで起きているのが苦手で、遅い時刻になると眠たくなって作業能率が下がってくる。一方、夜遅くまで仕事をするのが平気な人は朝起きるのが苦手で、朝エンジンがかかるのに時間を要する。このように個人の特性には一定の法則性がある。前者を朝型ないしヒバリタイプ、後者を夜型ないしフクロウタイプと呼んでいる。朝型と夜型のような個人の傾向を時間特性という。

睡眠研究の初期段階では、時間特性と性格傾向について調べられた。朝型と夜型を評価する質問票が作り出されて、例えば、朝型の人、あるいは夜型の人ではどのような性格特徴があるのか、作業能率等にも違いがあるのかなどである。その結果、朝型の人は、几帳面《きちょうめん》で責任感が強く、仕事などの達成度が安定しているが、少し神経質な傾向があるというような結果であった。一方、夜型については、むら気なところはあるが、いったんやり始めると持続性が高いというものだった。

こうした性格や達成度など心理特性との関連が調べられる一方、身体的な所見についての研究も行われた。朝型と夜型で、体温の一日のリズムが異なっていることが明らかになった。人間の身体の内部の温度（深部体温）は一日二四時間の周期で変動する。日中には三七度以上と高く、夜は三六度台と低くなる。夜型では、朝型と比べて、夜間の体温降下のタイミングが遅く、朝の体温上昇のタイミングが遅いことが報告された。つまり、休息をとる身体にとっての夜の時間帯が遅れているという結果だった。一方、朝型では夜の比較的早い時刻から身体が休息する態勢になるため、早くから眠りに就くことができ、朝は早くから活動の準備が始まるため早起きになるということがわかった。

体内時計の仕組み

朝型、夜型などの時間特性の背景には、一日の中での基本的スケジュール管理を行っている体内時計の仕組みが関係している。体内時計の時計たるゆえんは、自ら時を刻む仕組みである。振り子時計なら振り子がこの役割を果たし、クォーツ時計では水晶の発振がこの役目を果たす。

人間は、高度な認識能力により外界の情報を総合し、いまが一日の何時かを知ることができる。しかし、状況を認識する力のない生物でも、昼夜の環境変化を認識しているかのように生きている。これはすべての生命が約二四時間周期の変動を発生する仕組み、つまり体内時計を持っているからだ。私たち哺乳類では脳の奥に視交叉上核《しこうさじょうかく》という神経細胞群が体内時計として働いている。

私たちが使っている時計は、決まった周期を示す現象が何回起こったかをもとに時を刻む。例えば、振り子の往復に一秒かかる振り子時計なら、六〇回振り子が振動するごとに分針を一目盛動かす。機械式腕時計ではチクタクとバネが振動し、クォーツ時計では水晶が電子的に振動し、この振動回数をもとに一分が刻まれる。こうして、六〇分から一時間、二四時間から一日を知る。

一方、体内時計は人間が作った時計とは仕組みが異なり、チクタクと細かく時を刻む仕組みを持たない。体内時計の細胞では、時計遺伝子というタンパク質の設計図に基づいて時計機能を担うタンパク質が製造される。この細胞内での一種の化学反応が二四時間周期でゆっくりと変動し、直接一日という時間をとらえる。この時、タンパク質の製造量が時計の分針の役割をする。

このタンパク質がある程度多く製造されると、フィードバックで製造過程が抑えられるという仕組みが時を刻む機能の中核だ。タンパク質が作られて多くなり、ある量まで達すると時計遺伝子による製造過程は抑えられ、タンパク質が減り始める。そして、今度はある量まで減ると、また時計遺伝子による製造過程が活発化して製造量が多くなる。このサイクルが約二四時間なのだ。工場で物を作りすぎて在庫が増えると今度は作るのを控え、足りなくなるとまた作るという経済学でいう在庫の周期的変動とよく似た仕組みだ。

この時にいくつかの時計遺伝子が共同作業をしている。それぞれの時計遺伝子の塩基配列は、個体によって少しずつ違う。この微妙な違いで、作られるタンパク質の量的な変動によって生み出される体内時計の一日の周期は若干長くなったり短くなったりする。こうしたことで体内時計の周期には個人差が生じる。体内時計の周期を測る方法にはいくつかあるが、ホルモンや深部体温の一日の変動を基に測ると、健康人でも約一時間程度の幅があることがわかっている。体内時計の周期が二四時間より長めだと夜型になりやすく、この周期が二四時間より短い、ないし二四時間に近い場合には朝型になると考えられている。

体内時計の周期が正確にわかれば、自分が本来朝型か夜型かが客観的にわかる。これまでは、何日も入院してホルモンのリズムや体温のリズムを測定しないと体内時計の周期についての情報は得られなかった。二〇一三年に国立精神・神経医療研究センターの三島和夫博士らの研究チームは皮膚の細胞をとり培養することで、この周期を把握して朝型・夜型を観察する方法を開発した。こうした、より簡単に体内時計の性質を検査できる方法が開発されれば、自分の時間的特性に合わせた、効率的な一日のスケジュールづくりがきっと可能になるだろう。

時刻を合わせる

体内時計には、時刻を合わせる仕組みがある。腕時計ではリューズや時刻をセットするボタンにあたる働きを体内時計では光が担っている。

体内時計は光の受容器である目とつながっていて、目から入った光の情報はものを見て認識する視覚情報処理機構とは別の神経経路で体内時計に直接伝達される。ものを見て認識するのは頭の後ろにある後頭葉《こうとうよう》の機能が関係し、目からの情報のほとんどは視神経を通って後頭葉に伝えられている。一方で後頭葉に行く神経経路とは別に、枝分かれした神経線維が体内時計のある視床下部に直につながっている。このため意識しなくとも昼夜の光環境に関する情報は体内時計に常に伝わっている。

太陽光に匹敵する高照度の光を浴びると、浴びた時刻に応じて体内時計のリズムが変化する。早朝に昼間の太陽のような強い光を浴びると体内時計のリズムが早まり、夜に眠くなるのが早くなる。つまり、早朝の強い光が朝の到来をすみやかに体内時計に知らせることで時計の針を進め、夜になろうとしている時間帯に強力な光を浴びせると、体内時計はまだ昼が続いていると勘違いして時計の針を戻すことになる。もちろん、日中にいくら光を浴びても体内時計の針は変化しない。このように、同じ刺激でも受ける時間帯により体内時計の変化のおき方が異なるのが重要な点だ。

こうした反応は、もともと季節による日の出や日の入りの時刻の変化に合わせて睡眠のタイミングや長さを整える役割を担っている。現代では時差がある海外への飛行後に身体を順応させるのに役立つのは、こうした光に対する体内時計の変化だ。体内時計のリズムを変化させるには最低でも二五〇〇ルクス以上の強さの光がいる。これはナイターのマウンドの明るさや晴れた日の窓辺の明るさに匹敵する。ちなみに人工照明の照度は、コンビニやスーパーマーケットの食品売り場で一〇〇〇～一五〇〇ルクス、オフィスが五〇〇～一〇〇〇ルクス、家庭の居間が二〇〇～三〇〇ルクスだ。ナイターの照明が飛び抜けているのがわかる。最近になって体内時計は光の青い成分に特異的に反応していることが明らかにされた。

時を刻むこの仕組みは地球上で生活するすべての生命に共通している。太古にこの共通な仕組みを獲得した生命のみが過酷な自然環境を乗り越え、いまあるすべての生物はここから進化してきたとも考えられている。長い歴史の中で、時を刻むことが生命を支えてきたことになる。

第7章　午後の眠気と昼寝

昼食後の眠気

午後の眠気や昼寝についてはよく尋ねられることがある。昼食後に眠たくなるのはなぜでしょうか。昼寝をしたほうがいいのでしょうか。昼寝をすると夜に眠れなくなるのではないでしょうか等々。午後の眠気や昼寝について考える場合、どのようなことにとってよいのか、悪いのかを考えてみることが大事だ。

まず、午後の早い時間になぜ人は眠くなるのか。これについては、多くの解釈がなされている。昼食との関係で、昼食を食べると血液が胃のほうに行ってしまうため、脳に血液が行かなくなって眠くなるというものがある。これは医学的な意味がありそうに聞こえるが、朝食や夕食後にも眠たくなるかというと、必ずしもそうでない。さらに、ものを食べるたびに脳への血液供給に支障が起こるということもあり得ない。

朝から起きて過ごしていると、脳が疲れて眠たくなってくるという解釈も成り立つだろう。もしそうであれば、例えば昼食後に眠たくなると、これは直線的に夕方にかけてさらに眠たくなっていってよいはずだ。日常生活で午後の早い時刻に眠たくなっても、夕方になって少し休める時刻になるとかえって眠れないことが多い。

もう一つの考えは、時刻に依存したもの、つまり体内時計により午後の時間帯だけに引き起こされる積極的な現象という可能性もある。私たちは、こうしたことを確かめるために実験を行った。その結果、午後の早い時刻には、食事をとった、とらないに関係なく一過性に眠気が出現するが、夕方に向けてこれが減少していくこと、全体に体内時計のリズムが遅れていると午後の眠気が出現する時刻も遅れることなどから、午後の眠気は体内時計によって昼の時間帯に引き起こされる現象と考えた。これは、動物が昼寝をするのと同じで気温が最も高い時間帯に動き回るとエネルギーを消耗するため、これを防ぐ仕組みとしてできたものではないかと思っている。

日中の居眠り

全国三万二〇〇〇人を対象にした調査を解析すると、昼間に耐えがたい眠気を感じている人は成人の二・五％に上る（二〇〇五年の論文）。原因として最も多くみられるのは、忙しい生活によって十分な睡眠時間を確保できない慢性的な睡眠不足だ。これは若い人に多い。睡眠時間が短いと日中の眠気や集中力低下だけでなく、血糖値のコントロールが悪くなるなど健康にも大きな影響が出る。

夜間睡眠が不安定になり、質的・量的に障害される場合にも日中の眠気が出現する。睡眠時無呼吸症候群は、眠っている時、呼吸が停止して睡眠が浅く不安定になる。眠っても休養がとれないために日中の眠気や居眠りが多くなる。これは、中年以降の男性に多く、きちんと治療しないと、高血圧や心臓病の原因となる。

ナルコレプシーなどの過眠症では、夜十分に眠り、朝きちんと目覚めたにもかかわらず、昼間にくり返し耐えがたい眠気に襲われる。日中に目を覚ましているために働いている神経機構の機能低下で起こる睡眠障害だ。こうした疾患では、一〇代から眠気の問題が始まる。多くの場合、過眠症の日中の眠気には薬物治療が必要となる。

日中の眠気は、訴えを聞いただけで診断するのが難しい。適切な診断のためには、客観的な眠気測定の検査が必要だ。この一つである反復睡眠潜時検査では、脳波をとりながら、横になって脳波が睡眠パターンになるまでの時間を一日数回測定する。平均して何分で睡眠パターンになるかを測ることで、眠気の程度を数値的にとらえることができる。これが八分以下になると、病的な眠気と考えられる。

日中に居眠りをする人がいると聞くと、やる気がないのではと考えがちだ。仕事場で人の居眠りに気づいても、その人のやる気のなさを指摘するようで注意しにくい。眠気に悩む人も、自分のやる気のなさが原因ではないかと思う。しかし、まずはこれを健康問題としてとらえることが必要だ。こうした睡眠障害については第16章で詳しく解説したい。

短い昼寝の効用

短い昼寝が頭をすっきりさせる効果については科学的に調べられている。午後の早い時間に、ぼおっとして集中力や作業能力が低下することをよく経験する。こうした現象に対して、短い昼寝は防止効果がある。このときには深く眠りすぎないことが重要で、深く眠ると脳と身体が休息モードになってしまう。かえって頭がぼんやりすることになる。これは睡眠慣性と呼ばれる現象だ。浅く短いほうがいいわけだ。

昼寝の眠気改善効果について何分間位眠るのが最も有効かという研究がある。オーストラリアで行われた研究によれば、五分、一〇分、二〇分、三〇分の仮眠を比較し、眠気を減少させる効果としては一〇分が最もよく、二〇分や三〇分眠ってしまうと深く眠ってしまうことで睡眠慣性が起こり、眠気の軽減効果は少なくなるという。五分ではちょっと短すぎということだろう。こうした仮眠がその後の作業能率を高めるかについては、効果がある、効果はないと意見が分かれている。

日本では広島大学の堀忠雄博士らの研究チームが精力的にこうした研究を行っているが、作業負荷の高いディスプレイ上での作業を二時間行ったのち、休憩し再び一時間の作業を行う実験設定で、休憩中に仮眠をとると休憩後の作業成績が明らかに良かったという結果であった。この時には、二〇分中に平均して一六分ほど実際に眠ったことが明らかで、眠りの効果を示唆する研究といえよう。

それでは、昼寝は健康にいいのかということになる。必要十分な睡眠がとれているならそれ以上の健康はない。心地よいなら昼寝もよいし、特にそうでなければ無理に昼寝をする必要もない。

私たちが行った研究では、昼寝については個人差があり、徹夜をさせて次の日の午後には疲労困憊《こんぱい》した状態になっても、眠れない人もかなりいる。こういう中には、不規則な生活になった場合や夜更かし状態が続いた場合、睡眠時間帯を正常化させるのが困難な人が含まれていることもわかった。こうしたことから、一日のどのような時間帯でも眠ることのできる人のほうがフレキシビリティーが高いといえそうだ。一般に不眠症がこじれてくると、夜に眠れなかった分を補おうと日中横になっても昼寝ができなくなることはよく知られた事実だ。

もう一つ昼寝の効用を示唆する研究がある。それは当時、国立精神・神経医療研究センターにいた朝田隆博士が行ったものだ。アルツハイマー病にかかりやすい素因をもっている人について調べた研究で、アルツハイマー病になってしまった人となっていない人を比較すると、一時間以下の昼寝の習慣を持っていた人はアルツハイマー病になりにくかったことが明らかにされている。昼寝をしていたからかかりにくかったのか、もともと昼寝のできる人はかかりにくかったのか、今後検討する必要がある。

第8章　眠りと記憶と忘却

カルニ博士のテスト

久しぶりに野球のバッティングをするとなかなか打てない。どんなに一生懸命に練習してもその最中には効果が上がらない。しかし、二〜三日練習をくり返していると、ある時突然にうまく打てるようになっている。ピアノでうまく弾けないところを集中的に練習する。その最中はそれほどに指が運ばなかったのが、次の日になるとうまく弾けるようになっている。このような経験は、スポーツが好きな人、楽器を演奏する人にとって思い当たることと思う。よく考えてみると、練習し終わった後、特に何もしていないのにいつの間にか技能が向上するのは不思議だ。

イスラエルのワイツマン研究所の研究チームは、「視覚弁別課題」と呼ばれる不規則な図柄から一定のパターンをすばやく識別する技能をみるテストを作った。スポーツや楽器などの技能習得に相当する手続き記憶の習得をみるものだ。このテストを健康な若い人に行ってみたところ、集中的に練習すると成績は一定レベルまで向上するが、それ以上に次の日になると成績が向上することを発見した。

なぜこのような結果が出るのか。同研究所のアピ・カルニ博士は、練習後に成績が向上するのは、睡眠中に何らかのプロセスが起きているからではないかと考えた。そして、さらに視覚弁別課題を用いた実験を行い、夜に練習した後に睡眠をしっかりとると、翌朝に著しく成績が向上していることを示した。反対に、夜に眠らずにいると朝になっても成績は向上しない。朝に練習して、日中眠らずに過ごし、夜に再度実験しても、成績向上はみられなかった。

米国ハーバード大学の研究チームは、新しい技法を身につけるためには、覚えたその日に六時間から八時間眠ることが欠かせないという研究結果を発表した。キーボードのタイピング運動課題を用いて、くり返し練習による成績向上効果および睡眠による成績向上効果を確かめたところ、くり返し練習でもある程度成績は向上するが、睡眠後はさらに著しい向上がみられることを報告した。

これらの結果は、習得しようとする技能によって、練習による向上度に差はあるが、練習後に十分睡眠をとることで手続き記憶は強化され、練習した以上に技能が巧みになっていくことを示している。そして、技能の複雑さが増すほどに睡眠後の技能向上度は大きくなり、さらにこの睡眠中の技能向上度は苦手な動作ほど大きくなるという。瞬間的な記憶を保持しておく作動記憶の課題を用いて睡眠をとることで成績が著しく向上することを明らかにした。作動記憶は人間の高度な認知を支える本質的機能であるため注目されている。このように、眠っている間に、何かのプロセスが働いて技能や記憶の獲得向上を支えている。眠りはただの脳の活動低下ではないのだ。

科学は自然界の森羅万象に対して、その基本原理や法則性を探究する。私たちの先達はより高い普遍性を求めて日夜努力している。この科学する心にとって最も重要な法則性の気づきや発見についても睡眠が必要なことがわかってきた。ドイツのリューベック大学の研究チームは、二〇〇四年に睡眠と法則性の発見と関係を調べた。彼は何も考えずに行うと難しいが、隠れた法則性に気づくとたやすく成績が向上するようなテストを作った。裏技を発見すると簡単に高得点が得られるゲームと考えたらいい。このテストでは、一生懸命に練習しているだけでは背景にある法則性に気づくことができない。しかし、夜に一生懸命取り組んだ後、よく眠り、翌朝に再挑戦すると、多くの人が法則性に気づいた。一方、眠らずに再挑戦したり、朝に練習して夜に再挑戦したりした場合には、法則性に気づくことができなかった。ここでも睡眠が重要な役割を果たしていることがわかった。

私たちは覚醒している時、スポーツや音楽の上達のため何度も練習し、科学的発見のためにひたすら考え努力する。しかし、これだけでは足りない。しっかりと睡眠をとる。これが技能の習得や新しい発見に不可欠なことだ。

どんな眠りで身につくのか

それでは、どのような睡眠の時に習得技能の向上が起こるのだろうか。初期の研究では、レム睡眠中に技能の習得に関連したプロセスが起こるのではないかと考えられた。イスラエルの研究チームは、脳波をとりながら、レム睡眠になると覚醒させ一晩にわたりレム睡眠の発現を抑えてノンレム睡眠だけをとらせた場合と、深いノンレム睡眠になると覚醒させてレム睡眠だけをとらせた場合を比較した。

その結果、レム睡眠だけをとらせた場合には、睡眠後の技能向上が起こるが、ノンレム睡眠だけをとらせてもこうした向上が起こらないことを報告した。夢を見ている間に何か不思議な脳のプロセスが働いているという考えはとても夢がある。しかし、一定の睡眠状態になると覚醒させるという極端なストレス条件を用いて、通常の睡眠中の機能をみることに対しては批判があった。より自然な方法で、これを確かめる方法を求めて、実験が行われた。

リューベック大学の研究チームは、一晩の睡眠が一様でないこと、つまり睡眠の前半は深いノンレム睡眠が多く、レム睡眠は少ない、反対に後半の睡眠は深いノンレム睡眠が少なく、レム睡眠が多いことに着目した。眠る前に十分練習をさせて、ノンレム睡眠を多くとらせた場合とレム睡眠を多くとらせた場合を比較すると、前者では、睡眠後の技能の向上が起こるが、後者では起こらないことを報告した。

二〇〇〇年以降の研究では、どうも深いノンレム睡眠で脳がしっかり休んでいる時、つまり意識がなくなっている時に、こうした技能の習得が起こるという報告が多くなっている。個人的には、夢を見ている時に何かが起こっているという考えを捨てきれない。私たちの行った実験の結果では、レム睡眠の時の脳波活動がアルファ波という覚醒時に近い成分を含んでいるほど技能の習得が高いという結果であった。また、ウィスコンシン大学の精神科の研究チームは深いノンレム睡眠中には、日中にできた神経細胞どうしの余計な結びつきやネットワークをはずして整理することで重要なネットワークを増強するという仮説を立てて注目されている。まだ、こうしたメカニズムについて決定的な所見は得られていないが、睡眠が単なる脳の活動低下ではないことが考えられる。

いやなことを定着させない

DNAの二重らせん構造を発見したフランシス・クリック博士は、いろいろな動物の脳と人間の脳の比較をした。人間の脳が、この大きさでこれだけの機能を持っているのは、最大限に脳を使うために、不必要な記憶を消去する機能を持っているからだろうと考えた。そして、夢を見ているレム睡眠中に記憶が消去されているという仮説を発表した。忘れる機能は、私たちの心の健康にとって重要な役割を果たしている。

困難に直面した時、不安やストレスを感じている時、眠ってしまいたいと思う。日本全国の成人二万五〇〇〇人あまりを対象に厚生労働省が二〇〇〇年に行った調査から解析すると(二〇〇九年)、ストレスに対する対処行動として、寝てしまう、つまり寝床に入ってしまうと答えた人は全体の二〇％を超えていた。

ストレスを感じている時、眠って心身を休めリフレッシュできたらと思うが、実際は難しい。明日に気がかりなことが控えていると寝床に入っても目が冴えてなかなか寝つけない。

悩んでいると、眠っていたいのに、何度も目が覚めてしまう。これは人間に太古から備わった心身の危機管理機構が働くからだ。

私たちの祖先にとってストレスとは、自然の変化や肉食獣の接近など生命にかかわるものが主体であった。こうした危険な状況ではしっかり目を覚まして警戒し、状況を把握していないと生き延びることはできなかった。そこで私たちの祖先が獲得したのが、ストレス状況では目を覚まして起きている仕組みだ。

通常、このようなストレスに関連した不眠は、睡眠による休息を妨げるものとして、精神医学的に治療すべき症状と考えられてきた。二〇一〇年、国立精神・神経医療研究センターの栗山健一博士らの研究チームは、大きなストレスにさらされた際に眠れなくなることの意味について興味深い発見をした。

昼間に、交通事故映像を用いて健康人に仮想的な事故体験をしてもらった。その晩、半分の人たちには十分眠ってもらい、もう半分の人たちには完全に徹夜してもらうという実験をした。すると、事故体験の晩に徹夜をした人では、きちんと眠った人と比べて、ショッキングな体験を思い出した時によみがえる恐怖感や発汗に表現される生理的ストレス反応が和らぐことがわかった。さらに、よく似た不快な体験を用いて恐怖感やストレス反応を誘発した場合にも、事故体験の晩に徹夜をした人ではこれらが誘発されにくかった。

睡眠には、日中の体験に伴う記憶や日中に練習した技能を定着する働きがある。ショッキングな出来事に遭遇した晩によく眠ると、これが必要以上に強く心に植えつけられてしまう可能性がある。危機的な出来事に続いて起こるストレス性の不眠は、状況に対する警戒という意味だけでなく、不快な記憶の定着を妨げ、ショッキングな出来事の生活に対する悪影響を防ぐ作用を持つのかもしれない。よく調べると生体の反応は予想外の意味を持っていることがある。

第9章　夢を見る仕組み

人が夢を体験するのは、脳の活動からみるとまどろんだ状態にあるレム睡眠の時だ。レム睡眠の研究は、人間の脳機能を測る技術の進歩によって、大きく進んだ。レム睡眠中は、物を見て認識する時に働く後頭葉《こうとうよう》、物事や体験の記憶に関連した側頭葉《そくとうよう》内側部などが活発に働いていることが明らかになった。夢が視覚的で、これまでの体験に関連し、時に怖い、悲しい、楽しいなどの情動的変化を伴っていることを考えると納得できる知見だ。

夢はどうとらえられてきたか

人類が出現して以来、夢の起源を説明しようとさまざまな試みが続けられてきた。夢で思いもよらない情景を見る。現実ではあり得ない体験をする。自分の夢が何を意味するのか誰もが興味を持つ。なぜ夢を見るのか、夢の意味することは何か、われわれと同様に祖先たちも自らに問いかけてきた。では、ここでわれわれの祖先たちがどのように夢と向き合ってきたのかを振り返ってみよう。

最も古い考え方としては、外部からの超自然的な力が夢を起こしているというものがある。古代から、夢の内容が自らコントロールできないこと、あまりにも不思議な体験が起こるという理由で、夢の内容は神や悪魔からのメッセージととらえられていた。このように夢を身体外の超自然的な力による現象であるとみなした例は、旧約聖書の中でヨセフがエジプト王ファラオの夢を、神が飢饉を伝えるために見させたメッセージであると解釈するエピソードにも現れている。この他にも夢が未来を予言するというストーリーが随所にみられる。オーストラリアのアボリジニには創世に関わった精霊が毎晩の夢を通じて現世にメッセージを送っているという信仰がある。宗教の形成過程で夢が果たした役割は少なくないものと思われる。このような蒼古《そうこ》的な考え方は、夢占いなどの形で現在も生き続けている。

一九世紀になって、夢が睡眠中の内界あるいは外界からの刺激により引き起こされる一種の精神活動であると考えられるようになった。これは、紀元前にアリストテレスが指摘していたことである。こうした中で、夢体験における個人の性格や睡眠中の外的刺激の重要性が認識された。睡眠中の運動感覚や身体内外の刺激が夢内容の材料であると考える者の代表はフランスの哲学者ベルクソンであり、彼は夢見体験中の視覚像は睡眠中の外的刺激による網膜上の像であると考えた。精神分析の創始者フロイトの夢学説もこうした流れの中で登場したものの一つである。

フロイトは夢を睡眠中に起こる精神活動であるとみなし、この起源については覚醒時に無意識の中に閉じ込められた欲望が、睡眠中に精神内界から形を変えて現れる現象であると考えた。これらの考え方では、睡眠は一様のものとみなされ、睡眠中のどのような状態で夢が起こっているかということに関しては考慮されることがなかった。

一九世紀末には実験的研究により夢の時間性について新たな概念が示された。睡眠中の被験者を一定の間隔をおいて起こした場合に、夢報告が得られる時と得られない時があることが報告された。これにより、夢見体験は睡眠中常に持続的に起こっているわけではなく、睡眠中に起こる特定の生理学的変化に伴って生じると考えられるようになった。一九二〇年代にはヒトの頭皮上脳波の発見により、睡眠状態をリアルタイムでモニターすることが可能となったが、睡眠状態と夢見体験に関する研究は一九五〇年代まで大きな発展がみられなかった。その後、シカゴ大学のユージン・アゼリンスキーとナサニエル・クレイトマンは、一九五三年、脳波がまどろんだ状態にあり、眼球があたかも物を見ている時のように活発に動き、体中の筋肉が弛緩《しかん》し、呼吸筋以外の変化が筋電図にほとんど見られない状態を発見し、レム（ＲＥＭ：Rapid Eye Movement 急速眼球運動）睡眠と名づけ、夢はこの睡眠状態の時に体験するものであることが明らかになった（第３章参照）。

夢体験を支える脳環境

このようにわれわれと夢との関わり方は、宗教的な領域から、心理学、そして脳科学の領域へと移ってきたことになる。では、脳科学の領域で夢を考えるにはどのような方法があるのだろうか。

夢の成り立ちについて生物学的観点から考えるには、レム睡眠の生理的特性を考えることが近道だ。夢はレム睡眠というごく浅い眠りの状態に随伴する内的体験だ。本当に完全に脳が休んでいる状態では意識が途切れるわけで、夢体験が起こることは考えにくい。脳がある程度の活動状態に保たれているために夢見を体験することができる。実際に脳波活動からみるとレム睡眠の脳は軽くまどろんだ状態だ。覚醒時に特徴的な脳波であるアルファ波はもう出現しなくなっているが、瘤波《りゅうは》や紡錘波などと呼ばれる睡眠に特徴的な波が出現していない中途半端な状態だ。こうした脳波所見はレム睡眠以外では一過性にしか観察されない。なぜなら、睡眠に望ましい環境であれば速やかにより深い軽睡眠に移行していくし、静かな環境でなかったら簡単に目覚めて覚醒に特徴的なアルファ波が出現するからだ。

それではなぜこうした中途半端な状態が持続するのかというと、レム睡眠中には外界からの情報が遮断されているからだ。外界の音により鼓膜がいくら振動しても内耳《ないじ》に伝わらず、音として聞こえない。鼓膜から内耳へは、耳小骨《じしょうこつ》という骨が糸電話の糸の役割をして振動を伝えているが、レム睡眠中は耳小骨筋という糸電話の糸をピンと張らせる筋肉が緩んでいるため鼓膜の振動が内耳に伝わらない。目の瞳孔が縮小し、光の情報も入りにくい。身体の感覚も脳に伝わらぬよう遮断する神経機構が働いている。

浅くまどろんだ状態での夢体験に応じて身体が動いてしまうと、このようなまどろんだ状態では瞬《また》く間に目が覚めてしまう。筋肉が動いたというフィードバック信号は強力に目を覚ましてしまうからだ。レム睡眠中は脳からの運動指令が、脊髄のあたりで遮断された状態にある。夢の中で身体を動かそうとしても動けず、声を出そうとしても出せない、いわゆる金縛りの状態にある。

夢体験を支えているレム睡眠という脳の環境は、外部からの感覚入力と筋肉への運動出力が遮断されて、一言でいうと、脳が外界から孤立して働いている状態ということができる。これは、自動車でいえば、クラッチを切ってアイドリングしながら、脳というエンジンを暖機運転している状態にたとえられる。しかし、最近の車は、電子制御のせいでエンジンを動かし始めた瞬間からスムーズに動くので、若い人に暖機運転のイメージを伝えるのは難しいかもしれない。脳をコンピュータにたとえれば、キーボードなど外部入力を絶ち、モニターやプリンターへの出力を絶ってオフラインで動いている状態として説明できる。

夢体験を生み出す脳のネットワーク

ポジトロンCTという装置を用いると各部位の脳の活動を画像としてとらえることができる。代表的なものにリエージュ大学のピエール・マケ博士の研究と米国のアレン・ブラウン博士の研究がある。これらレム睡眠中にどのような部位が働いているかについて調べた研究を手がかりに、外部から感覚入力が入らないオフライン状態で夢という知覚的な体験を作り出す仕組みを考えよう。

外部から入力が入らないレム睡眠では、その体験の素材は記憶された脳の内部情報であろうと予想される。そのとおり、脳の奥のほうにある記憶に関連した大脳辺縁系《へんえんけい》と呼ばれる部分が活発に活動していた。同時に大脳辺縁系で情動的反応に関連した部位も活発に活動していることがわかった。一方で、記憶の照合をしている、より理性的な判断機能と関連している前頭葉の機能は抑制されていた。つまり、脳に蓄えられた過去の記憶情報が読み出され、記憶の主に情動的な側面が体験され、ここに理性的なその他の記憶や体験との照合が行われない状態と考えられる。例えば、ずいぶん昔に亡くなった祖父や祖母が夢に出てきて、懐かしく、最近会わなかったのを不思議に思いながらも、とうに亡くなっているという事実に気づけないのが夢だ。

物を見る機能や物を見て認識する機能を担っている後頭葉はどうだろう。レム睡眠中は目で見た知覚、つまり網膜から視神経を伝わってきた情報を受け取って映像として再構成する一次視覚野という部分の活動は抑制されている。つまり目からの情報は絶たれているかわりに、一次視覚野で構成された視覚映像に基づいてそのイメージや意味を認識する二次視覚野という部分が活発に働いている。さらに空間的な把握を可能にする頭頂葉の一部も活性化されている。おそらく、二次視覚野の働きは、過去の記憶情報からそのイメージを再生して、夢におけるあたかも見ているようなありありとした体験を作り出すのに役立っていると考えられる。

覚醒中の脳は、外部から入ってくる視覚、聴覚、触覚などの知覚情報により、各部位が相互の連絡を保ちながら外界での出来事を認識し、その意味をつかむように活動している。レム睡眠中は、脳が部位によってばらばらに活性化あるいは不活性化され、これにより覚醒している時とは異なった夢独特の体験を作り出す。こうした状態は、脳と脊髄のつなぎ目がある うなじの上、脳幹部の橋にあるレム睡眠中枢の細胞の発火により行われていることが、ネコを使った動物実験で確かめられている。夢というのは、レム睡眠中枢により作られた、覚醒中と異なるちぐはぐな脳活動の状態を私たちがまさに体験していると考えたらよい。

レム睡眠の役割

ネコなどの動物を使ってレム睡眠中枢を部分的に破壊すると、レム睡眠中に脳からの運動指令を遮断する機能、つまりレム睡眠に特有な金縛り状態を起こす機能が失われる。そうするとどうだろう、ネコはレム睡眠になるたびに特徴的な行動をくり返すようになる。ネコはレム睡眠中の体験を述べることはできないが、行動からレム睡眠中にどのような体験をしているのか窺《うかが》うことができる。身構える動作や、何もないのに獲物に飛びかかる動作や、威嚇《いかく》する動作を示す。獲物をとる、戦うといった夢を見ているのだろう。

レム睡眠中には、生まれた時から実験室で飼育されてきた、つまり捕食行動を必要としない環境で育ったネコであるにもかかわらず、危機に対処する本能的行動をリハーサルし、いつでも行動できるよう練習しているように見える。これと似た状態が人間でも起こる。「レム睡眠行動障害」では、ネコの実験のように、夢が行動となって寝ぼけてしまう。この時の体験と観察された寝ぼけ行動は実によく対応している。

フランスの脳生理学者ミッシェル・ジュヴェ教授は、これらレム睡眠に関連して観察された行動と夢には、動物と人間に共通した生存のための意義があると考えた。レム睡眠中には、動物も人間も危機に対処する行動をリハーサルし、いつでも行動できるよう練習しているというのだ。そうであれば、私たちの夢が心地よく縁起のよいものでなくていいのだと納得できる。

私たちの体験としての夢を研究するのは意外に難しい。夢は、体験している人以外の観点から客観的に扱うことが困難だからだ。同時に、ここが夢の生理学的研究のおもしろいところだ。人間にとって本質的な夢の謎を生理学が解いていけると思うとわくわくする。

第10章　金縛りと寝ぼけ

金縛りという現象

眠りから目覚める時に、意識はあるのに、どうしても体の自由が利かないことを体験した人はいるだろう。さらに、体が宙に浮き上がる感じや、何かが胸の上に載っている感じがしたり、逃げだそうとするが動けないなどと感じたりすることもある。これは、一般に金縛りと呼ばれている。

古くは、幽霊が体を押さえつけているために起こる、霊が乗り移るために起こる、不可思議な心霊現象と考えられていた。日本では、座敷わらしという家や蔵に住むいたずら好きな精霊の民話が柳田國男『遠野物語』にあるが、これが夜になると私たちの体を押さえつけて動かなくしているのが金縛りであるとも言われた。

しかし、これは医学的には「睡眠麻痺」と呼ばれる現象をさす。人間はレム睡眠中に夢を見るが、脳からの運動指令を遮断するクラッチが働いているおかげで夢を見ていても、そのとおりに行動して寝ぼけたりすることはない。ただし、目だけは動く。寝入りばなでまだ半分目覚めているのに、運動指令を遮断するクラッチが働いてしまった時に、体の自由が利かない金縛りを体験することになる。ナルコレプシーなどの過眠症でもよくみられるが、睡眠が不規則になった時や体調が悪い時には誰にでも起きうる。

金縛りが起こるととても焦る。何とかしようと動こうとする。声を出そうとするが出ない。これはレム睡眠の状態であるわけなので、動こうと焦って不安が強くなると、レム睡眠を起こす仕組みがより強く働いて、クラッチ機能が強く働く。このためますます金縛り状態が強くなる。

こうした時は、目だけは動くレム睡眠の仕組みを思い出してみる。慌てずに、意識的にまぶたや目を動かすことで、早く抜け出すことができる。これは、自分の体験からだが、夢の映像を凝視すると夢から覚めることもある。夢の中で、おいしかったレストランの看板にある電話番号や、読んだすばらしい論文の著者名を覚えようと凝視すると、夢の中では文字が流れるように変形してしまうとともに、はっと目覚めて夢だったことに気づくといった具合だ。

男性に多いレム睡眠行動障害

金縛りとは反対に、レム睡眠中のクラッチ機能が働かないとどんなことが起こるだろうか。レム睡眠中に夢見を体験している時に、夢で見たとおりの行動が実際の行動となって現れてしまう。こうした寝ぼけは「レム睡眠行動障害」と呼ばれる。

その頻度は六五歳以上で二〇〇人に一人程度とされている。睡眠に関連した暴力的な行動に関する大規模調査では、一般人口における発生率は約五〇人に一人、そのうち四分の一がレム睡眠行動障害と考えられ、ここでも二〇〇人に一人ということで一致している。男性に多いことが特徴である。

実際の症状はどのようなものだろうか。入眠から一～一・五時間以上経て、レム睡眠になると四肢や体幹の激しい運動、複雑な行動を始める。よく見られるものでは、叫ぶ、大声で罵声を上げる、泣く、笑うなどの寝言、両手を前方に突き出してまさぐるような動き、足で蹴飛ばすような動き、両手で何かを振り払うような動きがある。時には、殴るあるいは蹴るなどの攻撃的運動、立ち上がって動き回るなどの複雑な行動をとることがある。激しい行動が見られるにもかかわらず、この間に覚醒することは少ない。

ちなみに、ディズニーのアニメーションでグーフィーやドナルドダックが寝ぼけるというものがある。この中で、彼らは、目をつぶって両手を前方に突き出したまま歩き回るが、この姿勢はレム睡眠行動障害で横になって寝ぼけている時によく観察されるものである。

夢見内容と行動は一致

レム睡眠行動障害における寝ぼけ行動は、始まって二〇〜三〇分経過しレム睡眠が終わるとおさまり、再び安らかな睡眠に戻る。寝ぼけ行動の最中や直後に、大声で呼びかけたり体をゆすったりして刺激を与えると、完全に目覚めさせることができる。覚醒させて、その体験を尋ねると、夢を見ていたと答える。夢の内容は恐ろしい内容の悪夢が多い。夢見内容の陳述と寝ぼけ行動は概ね一致している。

しかし、次のように男女によって違いが見られる。まず、ある男性の場合。寝ぼけ行動中に隣に眠っている妻を殴った彼は、「夢の中で襲ってくる暴徒から妻を守ろうと手を振り上げていた」といい、夜中に拳で壁を叩いて手を切って来院した男性は、「大きな牛がのしかかってきたので戦っていた」と述べた。また、両手を前方に突き出して、大声で誰かをしかるようなはっきりとした寝言を言っていた男性は、仕事ができない部下を叱咤《しった》している夢を見ていたと語った。このように、危機的状況における情動を伴った夢見体験が多い。

一方、両手を振り回して大声で叫んでいた女性は、「自分の子どもが崖から落ちそうになっているのを必死で助けようとしていた」、あるいは、必死で駆けるような速い両脚の動きを示した女性では、「子どもを乗せていた乳母車《うばぐるま》が目を離したすきに坂を走り出して必死で追いかけていた」と述べている。つまり、男性の見る危機的状況の悪夢が暴力的で怒りを伴っているのに対し、女性の悪夢は子どもに関連したものであり、男女の悪夢の違いがあるのではないかと考えさせられる。

実際に受診するきっかけは、「怖い夢を見てうなされる」「うなされて寝ぼけてしまう」などの訴えや、家族による寝ぼけ行動の目撃に加えて、寝ぼけ行動中に壁や窓を蹴るあるいは殴るなどの暴力的な動作で外傷を負ったことなどがある。レム睡眠行動障害では、夢を見ているために、周りの状況が全く見えていないため、行動中に何かにぶつかる、あるいは転倒などが起こりやすい。精神的ストレスや日中の興奮などが、悪夢を促進することで、レム睡眠行動障害の症状を悪化させることがある。

レム睡眠行動障害はレビー小体型認知症、パーキンソン病、多系統変性症、ナルコレプシーなどでも多く見られる。これらは共通して、レム睡眠を発現させる神経機構のある脳幹部が障害される疾患である。脳幹部の血管障害を背景に発症した症例も報告されている。通常これらの神経疾患においてレム睡眠行動障害は発症初期や経過中に出現する。時に、レム睡眠行動障害がこれら神経疾患の初発症状になりうるという点で重要である。ただし、頻度的には重篤な神経疾患に発展しない場合が圧倒的に多い。

睡眠時の寝ぼけ行動全般にいえることだが、まず本人やその家族にこの病態を十分理解してもらい、睡眠中の暴力的行動が二次的に家族関係が悪化するのを防ぐことが大切だ。しばしば家族は寝ぼけ行動を、故意にやっているとみなしたり、家族に対する隠された攻撃性の表出などと考えたりしていることが多い。いつもはおとなしいお父さんだけど、本性は気の荒い人だったなどとこじつけた解釈をされてしまったら寝ぼけた本人が可哀想《かわいそう》だ。

寝室の障害物を片づける、ベッドの使用を中止しマットなどを利用してより低い位置に寝るようにするなど、寝室環境の改善を試みて寝ぼけ行動中の外傷を防止することに努めたい。

レム睡眠と関連しない寝ぼけ

レム睡眠と直接関連しない寝ぼけもある。こうした寝ぼけでは、身体的には体を動かすことのできる状態であるにもかかわらず、脳が完全に目覚めることができない状態で起きる。したがって、こうした寝ぼけではレム睡眠行動障害の悪夢に見られるような活発な精神活動は見られず、寝ぼけ行動の記憶も残りにくい。くり返し覚醒刺激を与えることで目覚めさせることができるが、レム睡眠行動障害のように速やかに目覚めるわけではない。

子どもの寝ぼけは「睡眠時遊行症」と呼ばれ、学童期に多い。寝ついてから一〜二時間熟睡し、そこから起き上がって歩き出す。時に駆けたり跳ねたりすることもある。先に挙げた、グーフィーやドナルドダックの寝ぼけでは、目をつぶり両手を前方に突き出したまま歩いているのが特徴だが、睡眠時遊行症は、目を開き、前屈《まえかが》みで手を突き出すことなく歩くのが普通である。エピソード自体が暴力的な動作を含むことはまれである。しかし、行動を止めようとした場合や覚醒させようとした場合に、完全に覚醒できず錯乱に陥り、覚醒させようとした人間に対して暴力的行動をとることがある。

睡眠時遊行症は深いノンレム睡眠、熟睡状態から起こる。一見覚醒しているように見えるが、深いノンレム睡眠の特徴が残っており、瞳孔が大きく開いている。このため電灯をつけるとまぶしがる。しっかり目覚めさせることが難しく、夢は伴わない。寝ぼけているなりに周りは見えているので、転倒しないよう障害物を片づけた上で見守ることで対応が可能だ。

寝ぼけ行動中の記憶はほとんどの場合はない。

「夜驚症《やきょうしょう》」といわれる子どもの寝ぼけも、同様に深いノンレム睡眠、熟睡状態から起こる。こちらは泣き叫んで、跳ねたり、駆けたりでちょっと厄介だ。いずれも二〇分くらいで目が覚めてくるか、ひと渡り動いた後に眠りに入ってしまう。通常は、一～二週の経過で自然に消失する。

幼年期とは異なり二〇～三〇代になって始まるのは、夜中に寝ぼけて食べてしまう「睡眠関連食行動障害」だ。まだよく知られていないが、意外に多いようだ。起きている時には食べることについて特に問題のない人が、夜中に目覚めて、主に甘いものや炭水化物を食べてしまう。朦朧《もうろう》とした中で、湯を沸かしカップラーメンを作って食べたりするなど、時にかなり複雑な行動を示すことがある。夜間の行動についての記憶は全くない時もあるが、覚えていることもある。つまり、外界を認識する能力は保たれ、意識は著しく障害されてはいない。意識のある状態であっても、食べることに対する強い衝動は抑えられない。

起こる仕組みや原因がまだはっきりしていないが、睡眠中の四肢のぴくつきのある周期性四肢運動障害、睡眠時無呼吸症候群、ナルコレプシーなどで起こりやすい。短い時間作用するタイプの睡眠薬を服用している人が中途覚醒した時に、これが起こることもあり、注目されている。

II 睡眠と健康

第11章　リズムの不調による慢性の睡眠障害

概日リズム睡眠障害

毎年九月になると、夏休み中の夜型生活を戻せずに、遅刻をするようになった子どもたちが外来を訪れる。朝方近くまで眠くならず、いったん眠ると目が覚めず、無理に起きても眠気で昼過ぎまでぼんやりしているという。長期休暇の後に、決まって朝起きられなくなるという会社員もやって来る。診察すると、学校や会社で何か問題があるわけでなく、やる気のなさや憂うつ感もない。朝起きられないことを除くと、心身ともいたって健康な人たちだ。

一方、早くに眠くなってしまい、数時間熟睡して、夜中から早朝に目覚めてしまうともう眠れないという訴えで中年の男性が受診することもある。

こうした睡眠障害では、睡眠の質自体に大きな問題はないが一日のうちの不適切な時刻に

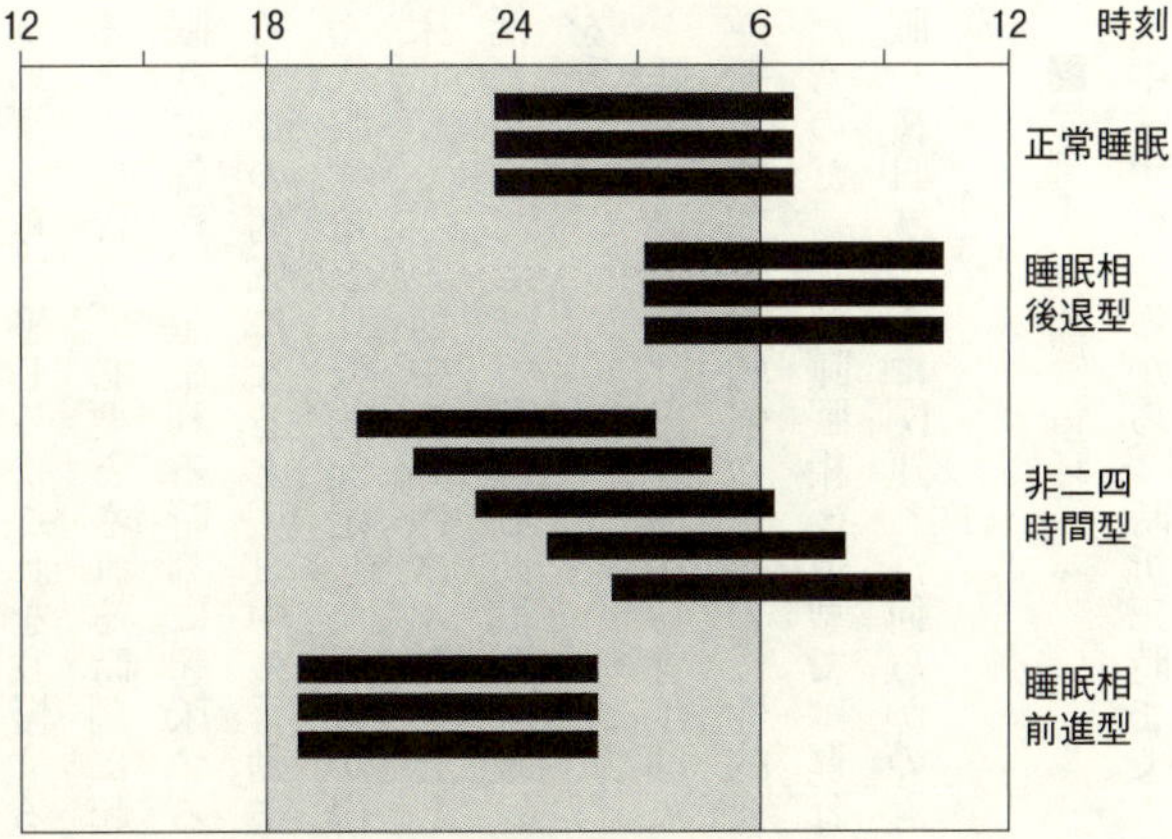

概日リズム睡眠障害３タイプの睡眠時間帯

睡眠が起こってしまい、これを社会生活に合わせようと試みてもできないのが特徴だ。これらは「概日《がいじつ》リズム睡眠障害」と呼ばれる。体内時計は自ら約二四時間の時を刻む機能と時刻を合わせる機能を持っている。もともとの夜型や朝型という特性に加えて、体内時計の時刻を合わせる機能がうまく働かないとこうした睡眠のタイミングがずれたまま戻せない状態が生ずる。この概日リズム睡眠障害の中でも頻度の高い、睡眠相後退型、非二四時間型、睡眠相前進型の三つについて実際のケースを検討し、対策について考えてみよう。

宵っ張りが治せない——睡眠相後退型

長い休暇で夜更かしをして遅くまで寝ている習慣がつくと、仕事を再開する時、朝なかなか目が覚めずつらく感じる。これを我慢すると、通常は二〜三日のうちに、望ましい時刻に寝つけるようになり、必要とされる時刻に起きられるようになる。睡眠相後退型は、通常の時刻に眠りに就き、望まれる時刻に起床することが困難な概日リズム睡眠障害の代表的な一群である。この病気になると、日中の行動や心理状態と関わりなく朝方まで入眠できない。いったん入眠すると比較的安定した睡眠が得られ、遅い時刻まで起きられない。努力して無理に起床しても、午前中の間はぼんやりとした状態が続き、一〜二日でもとの夜更かし朝寝坊の生活に戻ってしまう。睡眠時間帯の遅れのために定刻に出勤・登校できず、社会生活上の支障をきたす。

睡眠相後退型は思春期から青年期に発症することが多い。夏休みなどの長い休暇中の昼夜逆転生活、受験勉強のための慢性的夜ふかしなどが誘因となる。このように誘因はありふれたものだ。ただ睡眠相後退型では遅れた時間帯の生活をもとに戻せない。この背景には、睡眠や概日リズムに関連した何らかのもともとの体質的素因があることが最近わかってきた。

■症例1　16歳／男性

中学生のころから、時折三時まで入眠できないことがあったが、朝はつらくても何とか起床し遅刻せず登校していた。高校二年の夏休みに、友人たちと夜に麻雀をするのに夢中になり、六時に入眠し、一五時ごろに起きるという昼夜逆転した生活を送った。九月になって、他の麻雀仲間は通常の時間帯に眠る生活に戻せたが、この高校生は戻そうと努力しても四時まで入眠できず、いったん入眠するとぐっすり眠り一二時まで起きられず、毎日のように遅刻するようになった。このため母親とともに来院した。母親に協力してもらいベッドを東側の窓際に移し、毎日九時にカーテンを開けて太陽光が顔にあたるようにしたところ、二時に入眠できるようになり、次第に一〇時までには起床できるようになった。さらにカーテンを開ける時刻を早め六時にしたところ、約二週間の経過で二四時には寝つくことができ七時ごろに起きられるようになった。

高照度光療法は一定の時刻に一定時間太陽光に匹敵する高い照度の光にさらす治療法だ。これで、概日リズムを早めたり遅らせたりして睡眠時間帯を調整する。先に述べたように、体内時計が発振する約二四時間の概日リズムは朝に太陽光などの高照度の光情報を目から感じとると、それから一二〜一三時間、心身を活動に適した状態に保ち、一四時間後くらいから今度は心身を休息状態にし、睡眠を促す。つまり、この起床時の太陽光による概日リズムのリセットにより、その晩の入眠時刻が決まる。強い光を用いたり、より早い時刻に光を当てたりすることでこのリセットを促進し、結果的に入眠時刻を早めることができる。睡眠相後退型においては、この特性を利用して、朝の時間帯に高照度光を照射し、遅れた概日リズムを早め、睡眠の時間帯を早める。天候がよければ、この症例のように日光浴でも十分だ。人工光を用いる場合は、高照度光療法器の前に座ってもらい、二五〇〇ルクス以上の照度が得られるようにする。そして高照度光療法器の前で一分間に一回程度は光源を見るよう指導する。

時間療法とは、徐々に入眠時刻を遅らせて睡眠相を望ましい時間帯に固定する方法で、主に睡眠相後退型の治療に用いられる。一日二〜四時間ずつ入眠時刻を遅らせることで、ほぼ一週間かけて入眠時刻を二二〜二四時の望ましい時間帯に固定するものである。睡眠相後退型では、早い時間帯に就床しても眠ることができず睡眠時間帯を早めることは困難だが、遅寝をしてこれを遅らせることは容易であることから考案された。この方法で睡眠相の遅れが改善される可能性は高いが、不規則な生活をすると再び睡眠が遅れてしまうことも多く、実施には工夫とノウハウが要る。

毎日寝つける時刻が遅れていく——非二四時間型

非二四時間型では、睡眠時間帯が毎日およそ一時間ずつ遅れていくことが基本的な症状だ。最初の報告は全盲の人にみられたもので、その後視覚障害を持たない人でも起こることがわかってきた。いずれの場合にも、光による体内時計の時刻合わせ機能が正常に働かないため、起床時の概日リズムのリセットが行えずに入眠時刻が遅れるようになる。睡眠時間帯が定まらないために、深刻な社会的不適応をきたすことが多い。この症候群では、体内時計機能に関連した遺伝子に変異を持つものもある。

周期的に昼夜逆転してしまうことに困って来院する人も多い。これは、一定の時刻に就寝し覚醒しようと努力すると、周期的に不眠や覚醒困難として自覚されるからだ。昼間に睡眠時間帯が出現する時期に日中無理に覚醒していても、眠気があったり、注意力の低下や集中力持続の困難が見られ、疲労感や倦怠《けんたい》感が現れる。これらのため、慢性疲労症候群と診断されることもある。こうした疲労症状は、その人の概日リズムにまかせて、毎日睡眠時間帯が遅れていくような生活をした場合は消失する。

■症例2　30歳／男性

小学生のころから朝の寝起きが悪く、遅刻が多かった。大学に入学したころから、入眠できる時刻が毎日一時間ずつ遅れていくことに気づいた。このため、昼夜逆転と好ましい時間帯に睡眠のとれる時期が一ヵ月ほどの周期でくり返されるようになった。大学卒業後、就職したが、その後も同様の傾向が続いた。つらくても朝八時の一定時刻に起床するとともにポータブルの機器で五〇〇〇ルクスの高照度光療法を行ったところ、入眠時刻が遅れるのが止まり、午前三時に毎晩入眠できるようになった。この後、高照度光療法開始時刻を徐々に早め、最終的には六時起床二四時入眠という通常の勤務時間に同調した生活ができるようになった。

極端な早寝早起き――睡眠相前進型

睡眠相前進型は、睡眠時間帯が通常より極端に早まり、修正することができない。そのため通常の時刻まで起きていようと努力しても、眠気のために起きていられない。この症候群では、夕方から強い眠気に襲われて二〇時前には就床を余儀なくされ、深夜に目覚めてしまう。睡眠相後退型が若年者に多いのに対し、睡眠相前進型は中年から高齢者に多くみられる。高齢者に多いことから、この症候群の背景に加齢に伴う概日リズム機構の変化が大きく影響していると考えられている。歳をとると次第に早寝早起きになることは経験的によく知られているが、睡眠相前進型はこの極端な例といえる。二〇〇一年米国のユタ州で睡眠相前進型が多数発症した家族が見いだされ、この家系に体内時計の機能に関連した遺伝子に二ヵ所変異があることが突き止められ話題を呼んだ。

家族性の睡眠相前進型に関する研究では、その背景に概日リズム周期の短縮が関与していることが明らかになっている。こうした人では、隔離実験室で何の拘束もなく、時計も持たずに気ままに生活させると、入眠する時刻が毎日早くなっていく。こうした条件で、深部体温やホルモンのリズムを調べると、二四時間より短い周期を示す。これは普通の人が二四時間よりやや長い周期を示し、どちらかというと遅寝遅起きになりやすいのとは対照的だ。

健康人では、起床し日光を浴びた時刻から一二～一三時間は覚醒して活動するのに適した状態が保たれ、一四時間後くらいになると体内時計の働きで休息の準備が始まることをすでに述べた。睡眠相前進型では、起床時刻から一二時間もすると深部体温が下がり始め、眠気が出現する。早起きによって早朝に太陽光を浴び、体内時計がリセットされるとさらに、この時刻が早まってますます早寝早起き傾向が強くなる。

■症例3　56歳／男性

若いころから、生活は規則正しいほうだった。四〇代後半から二三時に就寝し、五時三〇分に起床していた。五〇歳を過ぎたころより、次第に夜に眠くなる時刻が早くなった。この傾向は、春から秋の間日の出が早くなる時期に特にひどく、プロ野球が開幕する四月一日前後ころになると、一八時には起きていられないほど眠くなり、二〇時前に入眠し、二時ごろには目覚めてしまうようになった。一方、秋から冬の時期には、二二時ごろまで起きていられた。日常生活についてよく話をきくと、早朝は家で植木の世話、車での通勤、会社に到着してから植物の手入れで、八時の始業時刻以前に二〜三時間太陽光を浴びていることがわかった。八時までは、日光が目に入らぬよう濃いめのサングラスを着用するようにしたところ、次第に夜遅くまで起きていられるようになった。約一ヵ月後には二二時までと冬と同じくらいの時刻まで起きていられるようになり、五時まで睡眠がとれるようになった。

この人の場合は、春から夏にかけて早朝に太陽光に長時間あたっていることが、睡眠時間帯を極端に早める原因となっており、これをサングラス着用で防ぐことで望ましい入眠時刻および起床時刻を確保することができた。このように、悪化要因を取り除くだけで症状の改善がみられる場合がある。

睡眠相前進型では、夕方から眠るまでの時間帯に高照度光療法を行うとより確実な効果がある。夜の高照度光により、体内時計は昼がまだ続いていると判断し、活動に適した状態を延長するため、休息への準備が遅れ、結果的に入眠時刻が適正化されるのだ。

第12章　時差ぼけと交代勤務の科学

現代社会と睡眠習慣

二四時間社会が、人間の叡智《えいち》による安全で豊かな文明を保障している。国民の安全を守る警察や消防などの仕事においては、夜だからと休むことはできない。医学の発達により重症患者の治療が可能になってきたが、このために専門家が昼夜容態を監視する必要がますます多くなっている。高度に自動化された発電所などにおいても、二四時間の勤務は不可欠である。世界的に高度情報化社会を迎え、衛星通信により他国の事件が一瞬のうちに家庭のテレビに映しだされ、世界中の主要市場の情報は昼夜を分かたず供給される。これらの情報をいち早くキャッチし的確に対応していくため、多くの人びとが夜通し働いている。仕事で時差のある地域を訪れる機会も多くなり、到着地の時間に合わせて速やかに業務を行う必要が多くなっている。

身体の仕組みという面から考えると、私たちが日中活動し、夜になると眠るという生活を規則正しく続けることができるのは体内時計のおかげだ。人間のような昼行性動物では、体内時計は太陽からの光に応じて昼間は活動しやすいように身体の内部体温を上げ代謝を高め、夜間は睡眠をとりやすいよう身体の内部体温を下げ代謝を抑える。しかし、現代に生きる私たちは、ヒトという種により規定される概日リズムの特性、本来昼行性動物としての活動時間帯をはるかに超えて活動していることになる。

通常の生活では意識されないが、私たちが夜にぐっすり眠り、日中にしっかり覚醒して活動できるのは、体内時計がさまざまな心身の機能を日中活動し夜間休息をとるよう積極的に制御しているためである。この制御は、体内時計が発振する約二四時間の概日リズムによって行われる。

時差症候群と体内時計

ジェット機で時差の大きい地域を高速移動すると、出発地の時刻に同調していた体内時計が到着地の時刻と大きくずれてしまう。社会生活と体内時計の間にずれ、すなわち脱同調が

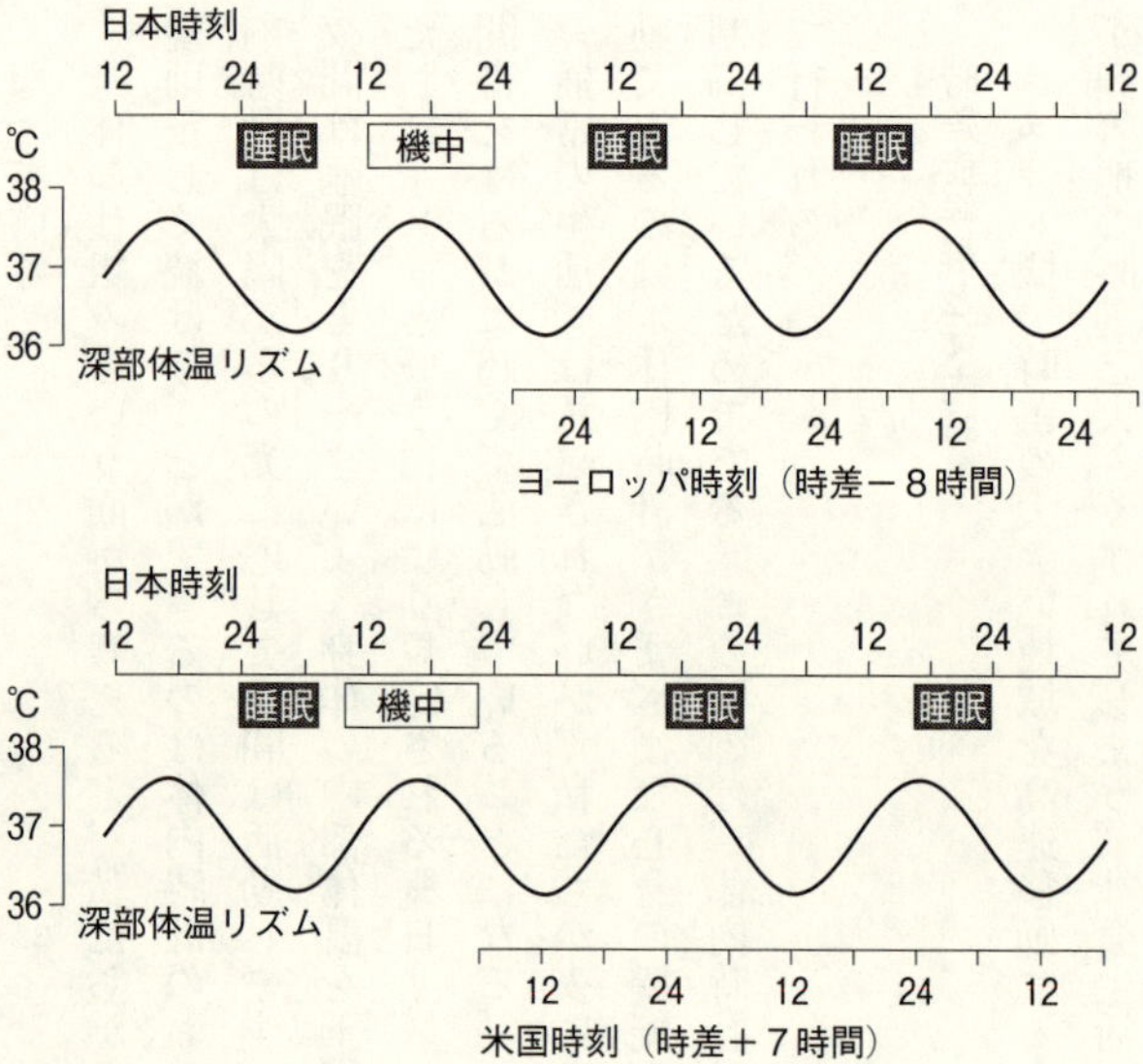

時差模式図

起こる。このため、到着地時刻に合わせて生活しようとすると入眠や睡眠維持の困難、あるいは過度の眠気などの睡眠障害や、昼間の覚醒度と遂行能力の低下、消化器系の症状など、さまざまな心身の不調が生ずる。

　これら諸症状の重症度と持続は、出発地と到着地の時差の大きさ、旅行先の方向（西か東か）などにより異なる。一般に、症状の強さは、西方向よりも東方向に飛行した後に著しい。南北方向に時差のない地域を移動する場合は出現しない。

　二四時から七時まで規則的に眠る人が、日本から西方向に時差八時間のヨーロッパへ飛行する場合を考えてみる。これは、日本の時刻に比べ、到着地の時刻が八時間遅れていると考えればよい。到着地の時刻で二四時から七時まで睡眠をとる場合、日本の時刻では朝八時に床に就き一五時に離床することになり、日本で夜更かしあるいは徹夜をしたのと同じ状況となる。この時、深部体温の低い時間帯（体内時計からみて早朝）から眠りにつくことになるため、入眠障害は起こりにくいが、睡眠が午後の深部体温の高い時間帯（体内時計からみて日中の活動期）にかかることになるため、睡眠の後半が浅くなり、中途覚醒が起こりやすい。

一方、日本から東方向に飛行しアメリカ西海岸（時差七時間）へ行く場合、到着地の睡眠は日本の時刻で七時間早く床に就くこととなる。到着地の時刻で二四時から七時まで床の中で過ごすことを想定すると、日本の時刻では一七時に就床し、二四時に起床することになる。夕方から夜にかけては深部体温の高い時間帯（体内時計からみて日中の活動期）になるので、寝つきにくく、入眠しても睡眠が中断されやすい。到着地における朝七時の起床時刻は、日本における夜中になるため、到着地において午前中は眠気や倦怠感が出現する。

時差症候群への対策

ヨーロッパへの西向き飛行の場合は、到着地時刻での起床から八時間くらい（日本時刻：一五時〜二三時）は、できるかぎり太陽光にあたるよう心がけるとまだ日本の時刻に合わせて時を刻んでいる体内時計の夕方から夜に光をあてることになり、体内時計が遅れる。つまり、この遅れにより体内時計はヨーロッパ時刻に同調していく。アメリカへの東向き飛行後には、到着地時刻の起床から一二時（日本時刻：二四時〜五時）までは、サングラスなどで太陽光を避けるようにし、到着地の一二時以降はできるかぎり太陽光にあたるよう心がけ、日本時刻の早朝の光にあたることで体内時計を進ませて、アメリカ時刻に同調させる。

松果体《しょうかたい》ホルモンであるメラトニンは体内時計の再同調促進作用を持つことがわかっている。高照度光とは反対に、夕方に投与すると深部体温などのリズムが前進し、早朝に投与すると後退する。メラトニンは昼行性動物でも夜行性動物でも光のない夜に分泌され、闇のホルモンといわれることもある。このため夕方に投与すると、体内時計にとってもう夜だというシグナルとなり、リズムが早まる。また、早朝に投与すると、まだ夜だというシグナルとなってリズムが遅れる。現在、わが国ではメラトニンは入手困難だが、より選択的で効果的な薬剤としてメラトニン受容体作動薬であるラメルテオンが医師に処方してもらえる。メラトニンを時差症候群予防に使用する場合は、出発二〜三日前から、到着地で予想される入眠時刻に服用し、到着してからも二〜三日服用する。メラトニンには体内時計の同調作用のほかに、催眠作用および血圧降下作用があるため、出発前に服用する場合には、少量（一mg以下、ラメルテオンであれば四分の一ないし八分の一錠）を用いることで服用直後に眠気やださの出現を防ぐことができる。

これらの時差症候群対策において注意しなければならないのは、到着地時刻へ体内時計を合わせた後、帰国時に再び日本時刻へ合わせることが必要になる。体内時計を短期間に自分の都合によって二度も合わせなおすのは不可能だ。このため、短期滞在で帰国後に時間的なゆとりがない場合には、到着地への概日リズム再同調をさせずに、効果的に睡眠を確保するほうがかえってよいことがある。滞在が短い時には、現地で太陽光にあたると現地に同調してしまうため、日中はサングラスをかけて日本のリズムをそのまま持ち越すようにする。そうすると帰国してからの仕事がスムーズにできる。仕事で会議に出席するため一日だけ時差地域に行く場合などはこの方法がベストだろう。

交代勤務性睡眠障害

交代勤務では一般の人たちが眠る夜の時間帯に仕事に従事し、夜間の仕事を終え翌朝から昼にかけて睡眠をとらなければならない。夜勤後の日中の睡眠は中断されやすく、持続が悪い。夜勤後、昼間の睡眠が十分にとれないのは、体内時計が外界の明暗周期に同調しているため、朝の活動に適した時間帯に睡眠をとることになるからである。一方、早朝勤務の場合には、早く就床し早く起床しようとするため、まだ体内時計による休息状態が始まる前に眠ろうとすることになり、入眠障害と起床困難が起こりうる。

交代勤務性睡眠障害の本態は、時差症候群と同様に体内時計の発振する概日リズムと睡眠時間帯の脱同調によるものである。常に昼夜の明暗周期に逆らって生活することになるため慢性的に経過する。いずれにせよ、最終的には一日の睡眠量の不足や睡眠の質的低下から、勤務中の強い眠気、作業能率や集中力の低下、頭重感などが生じる。これは勤務中のヒューマンエラーや事故に影響する。さらに、睡眠不足を取り戻すために余暇時間を睡眠に費やすことになり、生活の質を低下させる原因となる。眠れないのを改善しようとしてアルコールや睡眠薬の依存症になりやすいことも指摘されている。

何日か続けてシフト勤務を行う場合（固定シフト）、夜間勤務中の室内に日中の戸外に匹敵する五〇〇〇ルクス以上の高照度光を用い、仕事を終えた朝から日中は暗くして過ごすと、体内時計がこうした人工的明暗周期に同調し、夜勤後の睡眠が改善されることが実験的に示されている。この方法は、米国を中心にいくつかの施設で採用されており、高照度光システムを用いて人間の体内時計の特性にあったシフトスケジュール（ローテートシフト）を専門的に作る会社が現れている。

わが国では夜間帯の勤務を勤労者で平等に分担するという考え方が強いことや、労働関係の法規などの関連もあり、病院などでよく行われている一～二週に一回の深夜勤、準夜勤などのようなシフトスケジュールをとる場合が多い。こうした場合、通常の日勤を中心とする生活リズムを重視しつつ、夜勤後の休息を効果的にとることのできる対処法開発が求められる。概日リズムの位相を一日で大きく変化させることは困難であるため、概日リズムの位相そのものを変化させずに、夜間帯勤務の効率や安全性を高め、終了後の日中睡眠を安定させる対処法である。概日リズムを完全に夜勤に同調させるような対策をとるとローテートシフトでは、引き続く休日や日勤生活になった時に、かえって脱同調による症状が出現する。例えば休日の昼間日勤生活をしている友人と一緒に活動するのがうまくいかない。これでは生活を楽しむ支障になる。

いくつかの対応策

勤務中の短時間仮眠の効果について、いくつかの報告がある。夜勤中または早朝からの勤務中に一時間以内の仮眠をとった場合、仮眠なしの休憩に比べて作業能力の低下が少ないことが報告されている。夜勤後の睡眠障害を少なくする方法として、深夜勤後の帰宅時に、サングラスなどで太陽光の情報が体内時計に達するのを避けることは、朝からの入眠を助ける上で一定の効果があると考えられる。騒音を防ぐだけでなく、寝室の遮光に注意をはらい睡眠環境を改善することが重要だ。さらに、時差症候群への対応と同様に超短時間作用性あるいは短時間作用性の睡眠薬を少量使用することも、深夜勤後睡眠のためにアルコールが多く用いられている現状を考えれば一つの選択肢となるかもしれない。

世の中の仕組みという面から考えると、私たちが夜に眠って休息できるのは、安心と安全のために夜間働いている人たちがいるおかげだ。歴史的にも、ヨーロッパでは約二五〇年前に警察や消防など安全のために夜間働いている人が出現するようになって初めて、夜間にぐっすり眠るという習慣が確立したことがわかっている。私たちは夜働く人に心から感謝すべきだ。夜働く人たちの健康を守ることは、みんなにとって大切なことだ。体内時計と睡眠についての研究を進め、より負担の少ない夜勤システムを作っていくことは私たちの大きな課題と思う。

第13章　睡眠と感染症・肌荒れ・肥満

病原菌退治と睡眠

不眠症で来院する人には、自分の睡眠について見直してもらうため、床に入った時刻や寝ついた時刻、目が覚めた時刻などを書き入れる睡眠日誌をつけてもらっている。毎回診察の時に、睡眠日誌を見せてもらうが、そこには一時間近く寝つけないで苦しんだ晩の記録や、夜中に目覚めてそれから眠れなかった晩の記録が克明に記されている。時々早くから床に就いてずいぶんと長く眠った晩があったりすることがあり、どうしたのか尋ねると、風邪をひいて眠っていたという。こういう時は夜昼違《たが》わずよく眠れるものだ。すーっと引き込まれるように寝ついて、ぐっすり眠った。起きているとだるくて調子が悪いが、睡眠に限ればかえっていい感じだったという。風邪をひくと不眠症の人もよく眠れるが、治ってくるとまた不眠の症状が出てくる。

感冒が代表だが、全身性の感染症にかかると、だるくなり眠くなる。特にインフルエンザにかかると起きていられず眠りっぱなしになる。抗生物質がなかった時代から、よく眠る肺炎は経過が良いといわれていたという。私も一日中眠っていて覚めると感冒がよくなっていることを経験する。眠っているほうが単に身体が休まるからなのか。どうもそれだけではなく、免疫機能と睡眠に関係がありそうだ。

病原菌に感染した時に身体を防御する仕組みで、白血球が主に作り出すサイトカインの働きは生体にとって重要だ。これらの中には直接に病原菌に作用するだけでなく、睡眠物質の働きを高めることで、感染が起こった時に私たちを眠たくする機能を持ったものがあることが一九八〇年代以降わかってきた。つまり、風邪や肺炎で強い眠気があるということは、おそらくサイトカインがきちんと作られ働いていることの証明だ。よく眠る肺炎の人の身体では、白血球がサイトカインをたくさん作り出して病原菌と戦っていたのだ。

身体の仕組みは本当によくできている。生体機能の一つひとつの反応にも生物進化のなかで獲得した歴史がある。風邪をひいたら、あきらめて眠る時間をいかに確保するかを考えたほうがいい。熱が出る前の不調感だけで風邪に気づければ早くに対処できる。風邪を治すのにはよく眠ることがよいというのは、誰にも異論がないところだろう。ただし、よくいわれるように眠りが風邪を治しているという側面もあると思うが、実際にはそれだけではない。私たちの生き物としてのメカニズムは、病原体が体内に入って感染症が起こった時には、これを退治するような物質を作り出すとともに眠たくさせて身体を休息させる。病原菌退治に睡眠を利用しているのだ。

寝る子は育つか

睡眠と成長ホルモンの関係についてよく質問を受ける。成長ホルモンは、子どもの身長が伸びるのに不可欠だ。これを作ることができない病気では身長が低くなる。成長ホルモンはタンパク質の合成を活発にし、身体の修復にも関与している。一部には、このホルモンで若返りができると信じる人もいる。

一九六八年に当時東京大学医学部精神神経科の高橋康郎博士と高橋清久博士が、成長ホルモン分泌が深いノンレム睡眠開始とともに増加し、夜に眠らないとこの分泌増加が起こらないことを報告した。つまり、深く眠ると成長ホルモン分泌が増える。世界で初めての画期的発見で、「寝る子は育つ」といわれていたこともあり、広く知られることとなった。

夜更かしをしている子どもに、成長ホルモン分泌が不足し、身長の伸びが悪くなると注意する背景にはこうした事実がある。しかし、睡眠習慣の悪さが成長ホルモン分泌に影響して、成長が悪くなるなどといってしまっていいのだろうか。

例えば、徹夜をして朝から眠る場合は、朝方の眠りはじめに深い睡眠が現れてくる。成長ホルモンはこうした時間帯でも深く眠った時には増加する。睡眠不足が続くと眠気が強くなって深い睡眠が多くなるのと同様に、成長ホルモンは、睡眠不足になるとその後に深く眠った時に多く分泌されることがわかった。結局一日に作られる量はおよそ同じで、医学的には睡眠習慣の悪さで成長ホルモンが不足するということはないと考えられている。

もちろん、子どもの睡眠不足や夜更かしはすこやかな成長としつけ上とても問題で、ひどくなれば心や身体の健康にも悪影響する。ただし、成長ホルモンが出なくなって身長が伸びないとまでいうのはいいすぎだろう。しつけと科学は分けておくべきだ。

眠らないと肌が荒れる？

成長ホルモンが身体の組織の修復に関係するのなら、睡眠不足によって成長ホルモンの分泌が悪くなって肌荒れの原因になるのではないかとも考える。午後一〇時～一二時の間に眠らないと、女性の肌に影響する、この時間帯はお肌のゴールデンタイムだなどと言われているようだ。成人において男性は眠って初めて成長ホルモンの分泌が高まるが、女性では夜一〇時ごろになると眠らなくても自然に分泌が高まってくる。また、どのような時間帯であっても深く眠る時には成長ホルモンはたくさん分泌される。午後一〇時には眠らないと成長ホルモンの分泌が低下するというのは、成長ホルモンの分泌という面からだけ考えると、特に女性にとっては取り越し苦労といっていい。

確かに生活が乱れて体調が悪い時には肌が荒れるのだろう。私はカミソリでひげを剃るため、疲れていたり、風邪をひいていたり、睡眠不足だったりすると、しばしばキズを作って血を出す。誰でも、成長ホルモンと睡眠の関係が発見される以前から体調不良と肌荒れの関係は知られていたと思われる。ただし、健康な成人において睡眠時間帯のちょっとした変化が成長ホルモンの分泌に影響を与え、肌が荒れるというのはありそうにない想像だ。

気をつけなければいけないのは、血液中の糖分や脂肪が高いと成長ホルモンの分泌が抑制されることだ。著しい肥満や夜の遅い時間帯の飲食のほうが睡眠以上に成長ホルモンの分泌に影響する。肌のために成長ホルモンが分泌されるという話は短絡的だが、育ち盛りの子どもにとって夜食はよくないといえるかもしれない。

さらに、そもそも、成長期の終わった成人で成長ホルモンが多く分泌されたからといって、何か健康に益があるわけではない。若返り療法で成長ホルモンが使われていて、これが多すぎるための医学的弊害は多く報告されている。成長ホルモンに関しては都市伝説のような話が多い。

睡眠不足で太りやすくなる?

忙しい生活をすると、睡眠不足から食欲が低下してやせてしまうのではないかと一般的に考えられているかもしれないが、本当にそうだろうか。私自身も四〇代半ばまで、そうだったのでよくわかるが、実は睡眠不足気味の生活をしていると、意外に食べ過ぎてしまうことが多い。起きている時間が長くなると、手持ちぶさたでつい食べてしまう。いわゆる、口寂しくなって食べるというものだろうか。目を覚ますために食べたり飲んだりすることもある。仕事のストレスを解消しようと一種のやけ食いが起こる。覚醒時間が長くなることと関連した食べ過ぎといえるだろうか。

二〇〇四年シカゴ大学の研究チームは、睡眠不足と食欲に関する画期的な研究を発表した。睡眠不足は食欲と満腹感に関連したグレリンやレプチンというホルモンの分泌を変化させることが明らかになった。

グレリンは成長ホルモン分泌に影響するホルモンとして発見されたが、食欲を増強する作用を持っている。十二指腸あたりで作られ、脳の奥、視床下部にある食欲中枢に作用して、食欲を増やす。一方、一〇年ほど前に発見されたレプチンは、脂肪細胞で作られて血中に分泌され、脳の奥、視床下部にある満腹中枢に作用して満腹感を感じさせるホルモンだ。動物では、このレプチンへの感受性が低いと肥満がみられることがわかっている。人間でも、食べ過ぎで肥満になりやすい人の中には、レプチンに対する感受性の低下が原因の場合があることがわかっている。

シカゴ大学の研究チームは、実験的に健康な成人の睡眠時間を四時間に制限して二日過ごさせた。私たちの生活の中で起こりうる条件だ。こうした生活をさせると、食欲増強作用の強いグレリンが血液中で増加し、食欲が上昇した。同時に、血液中のレプチンが減ってきて、満腹感が得られなくなった。つまり、睡眠不足は食欲増強ホルモンであるグレリンを増やして食物に対する欲求を高め、さらに満腹ホルモンであるレプチンの分泌低下により満腹感の得られない状態をもたらすのだ。

私たちの脳と身体は睡眠不足が起こると、睡眠不足による消耗を防ごうと、ものを食べろという指令を出すと理解したらわかりやすい。生き物に共通した仕組みなのだ。私たちの意志は生き物としての仕組みにかなわない。私たちの生き物としての仕組みは意志の力を凌《りょう》駕《が》しているために生体を守ることができる。食事とカロリーをコントロールするには、睡眠不足を避けることが重要だということになる。

第14章　何が眠りを妨げるのか

毎晩快適に眠りたいと思っても、なかなかそうはならない。何が私たちの眠りを妨げているのだろうか。寝床に入っても眠れない原因として、第一に思いつくのは、睡眠環境の悪さだ。誰しも周りの音が気になって寝つけなかったこと、物音で目を覚ましたことがあるだろう。小さな子どもの夜泣きや、暑くて寝苦しい夏を経験したことも、冬場などは部屋と寝具が冷えていてなかなか寝つけなかったこともあるかもしれない。好ましくない環境条件のもとでは眠ることはできない。

少し前のデータだが、一九九七年六月に公表された健康・体力づくり事業財団による「健康づくりに関する意識調査」の結果を見てみよう。全国から無作為抽出された三〇三〇人のうち「睡眠で休養がとれていない」と答えた六九九人（全体の二三・一％）に対し、その理由を尋ねた。最も多かった理由は忙しくて就床する時間が確保できないというもので五一・八％、ついで精神的な悩みが二〇・五％、以下、介護や育児で起こされるが一一・七％、身体の具合の悪さや頻尿が九・二％、近隣の騒音が二・三％という結果であった。この中には就床する時間がとれない睡眠不足と就床したのに眠ることができない不眠の両者がふくまれている。この章では、就床したのに眠れない、睡眠を妨げる原因を、身体の外部からの刺激、身体の内部からの刺激、精神的なものの三つに分けて考えてみたい。

介護・育児と騒音

身体の外部からの刺激が睡眠の妨げになっているケースは、調査結果では、介護や育児で起こされる場合、近隣の騒音の二つである。特に高齢化社会の進行を鑑《かんが》みると、介護や育児の割合の高さが印象的だ。その内訳を男女別でみると、男性が四・〇％であるのに対し、女性が一九・七％と明らかに男女間での頻度の差がみられる。この場合には、音だけでなく、介護や育児の対象になる人を抱えているということで、特に女性では眠っている時も否応なく注意がそちらに向いてしまうこととも関連していると思う。

近隣の騒音については、割合がさほど高くなかった。意外な感じがするが、おそらく、騒音に関する規制や、それにも増してわが国の住宅の遮音性が高くなったことと関連しているのではないかと考えられる。ただし、データをつぶさにみてみると、七〇歳以上になると男性で一〇・〇%、女性では二五・〇%と成人全体の二・三%と比べて著しく割合が高くなっている。これは音に関しては、歳をとると敏感になるということなのか。あるいは、睡眠が不安定なために、目が覚めやすいということなのか、おそらく両者が関係しているのだと思う。

騒音による不眠について考えるにあたって、これが本当に現代的な問題としてとらえることができるのかをまず検討しておく必要がある。先に述べたデータと直接比較が可能なデータがないため、歴史家のロジャー・エカーチ博士とクレイグ・コスロフスキー博士の著書をたよりに、一八〜一九世紀ヨーロッパの歴史的記録との比較から考えてみたい。

当時の住居は現代の視点から見ると、夜の休息に適したものとはいえなかったようだ。都市部の住居は街路に面しており、シャッターやガラス窓を備えた住居であっても、隣家との間の壁は音を防ぐのには不十分なものだった。街中には、昔から口論する酔っ払い、夜中まで働く職人、早朝の市場に農作物を携えて深夜に到着する農民の引く荷車の音などがあふれていた。さらに、カンカン鳴る火事の半鐘もあった。木組みの家並はこうした騒音を増大させた。当時のパリでもロンドンでも、夜間の騒音は耐えられないものであったという記録が残っている。

一方田園では、動物の発する鳴き声で睡眠が妨げられたことが記録されている。カエルやキリギリスの鳴き声から、吠えるイヌ、盛りのついたネコ、家畜類の鳴き声にいたるまで、自然の喧噪《けんそう》は田園の住民の睡眠を妨げた。私たちが田舎を訪れた時、自然の中で休んでいることを実感させる、こうした自然の音も住民にとっては決して印象のよいものとはいえなかったのだ。また家の中にも、夜間におけるネズミの騒音があった。ネズミの繁殖に伴い、特に木造家屋では壁や天井は穴だらけにされ、家自体が発するきしみ音を増強するようになった。

わが国も江戸時代ころに、ヨーロッパと著しく異なった状況にあったとは考えにくい。こうして騒音に限ってみると、昔と比べてずいぶん環境が改善されているのではないかと考えられる。文明が私たちにより質の高い休息環境を与えてくれたのは明らかだろう。現代でも一時的にではあれ、工事現場の近くや交通状況によって幹線道路沿いでは、外部騒音による睡眠妨害が起こりうる。しかし、住宅の遮音性の向上がこれらを抑えつつあるということだろうか。

暑さと寒さ

外部からの刺激ということでは、暑さ寒さも大きな要素である。私たちは寒くても暑くても、睡眠による休養を得ることが困難だ。住居環境がよくなったため、こうした問題は通常わが国に暮らす人たちには起こりにくくなっているはずだ。ただ「人間にとっては自然が一番だ。暖房やエアコンの使用は、地球温暖化にもつながる。だから、絶対にこうした機器を使わずに一年を通して気持ちよく眠りたい」と考える人もいる。しかし、これはちょっと無理だ。暑い夏や寒い冬には、寝苦しいのが普通なのだ。夏に過ごしやすい高原では冬は凍えるほど寒い。冬に暖かい南の地は夏は耐えられないほど暑いものだ。自然に生活するというのは、私たちの祖先が経験していた暑くて眠れない不快さや寒くて眠れないつらさを経験するということなのだ。そんな昔でなくとも、私たちが子どものころ家庭にエアコンが普及する前（一九六〇年代半ば）は夏は暑くてよく眠れないのが普通だった。そのころと比べて睡眠環境は明らかに改善し、健康に対する暑さ寒さの脅威は減っている。健康という面から特に歳をとったらエアコンなしの生活は勧められない。程よい暖房と冷房がベストだと思う。

内部からの刺激

先のデータで睡眠で休養がとれない理由にある身体の具合の悪さや頻尿で夜中に起きるということが、身体内部からの刺激にあたる。

日本における成人一般人口から得られたデータから心身の訴え一六項目と不眠の関連について私たちが検討した研究がある。それによると、疼痛《とうつう》に関する身体的訴えとしては、体重減少、上腹部不快感、頭痛、疲労、腰背部痛が不眠と有意に関連していた。横断調査であるため、疼痛と不眠の因果的関係については言及できないが、五項目のうち二つが痛みに関連していることがわかる。

痛みや刺激は、睡眠を妨害し、睡眠の量的および質的低下が痛みに対する感受性を亢進《こうしん》させる。急性の痛み刺激があるとその強さに応じて、目が覚めたり、痛みを避けようとする反応が起こり、睡眠が頻繁に中断される。疼痛が慢性化してくると、睡眠中の痛みに対する感覚がさらに敏感になって不眠をはじめとする慢性的な睡眠の問題が生じてくる。これは、痛みによる夜間睡眠の悪化が、脳における痛み知覚の感受性を高めるためと考えられている。断眠を用いた実験的研究において、眠らないでいると痛みに対する感覚が敏感になることが明らかにされている。慢性疼痛を主訴に受診した人では、九〇%近くに夜間睡眠の障害がみられることが報告されている。睡眠時無呼吸症候群、レストレスレッグス症候群などの睡眠障害については、第16章で詳しく述べたい。

精神的な理由

精神的な悩みは、就床する時間が確保できないことに続く、眠れない理由の二番目である。実際、心配事や気がかりなことがあると眠りに影響が出る。大事な試験の前日、床に就いてもどうしても寝つくことができなかったという人。仕事の重責で夜中に何度も目が覚める人もいる。苦労が絶えないと夢見が悪くなり、追いつめられた夢で朝方に目を覚ますこともある。影響のされ方は、状況によってあるいは人によって異なるが、精神的な悩みや心配事があると安眠できないのは共通だ。

夜いつも寝つく時刻が近くなって、なんとなく眠たいと感じ始める時というのは、覚醒を保つ神経機構が休み始め、睡眠を保つ神経機構が働き始めている時である。この時、システムの移行は徐々にゆっくりと始まる。寝床に就いて、二つのシステムのバトンタッチがスムーズに行われると自然に眠りへ入ることができる。

覚醒状態から睡眠へは、電気のスイッチをオンからオフにした時のように、短い時間で切り替わることはない。機械と私たち生き物の仕組みの大きな違いだ。活発に動いている状態や頭を使っている状態と、眠る状態の間には、だるくなって能率が悪くなる状態、ぼうっとしている状態、どうしても眠りたくなる状態がある。この状態を経て、初めて眠る状態にたどりつく。このなんとなく役に立たないような覚醒と睡眠の間のぼおっとしたリラックス状態が実に眠りには重要なのだ。直前までフル活動していて、寝床に就くと同時に熟睡するというようなことは、身体や脳の仕組みをよく考えるとあり得ないことだ。

精神的な悩みや心配事があると、寝床に就いても頭は冴えたままになる。この高ぶりを作り出しているのは大脳辺縁系という情動と関連した脳の奥にある部位の興奮である。悩みや心配がある時というのは、動物でいえば安全性のなさを懸念し警戒的になった状態であることを考えると、この脳部位が非常事態を認識して、私たちの頭を冴えさせているのだ。昼間に使われた脳全体は疲れて休息モードに入ろうとしても、気持ちが高ぶって緊張し、頭の一部が冴えてしまい、ぼおっとしたリラックス状態にうまくは入れない。この頭の冴えが原因で、目覚めから眠りへのバトンタッチができずに、寝つけなくなる。

いったん寝つくことができたら、意識がないわけだから覚醒時の精神的影響は出にくいはずだ。それなのに、精神的に悩みがある時は、夜中に何度も目覚めてしまう。ポジトロンC

Tで調べたところ、自分でしっかり眠っていると感じる深さの睡眠でも、緊急時に目を覚ますための脳部位だけは危急の事態に備えて眠らずにいることがわかった。強いストレスがあるとこうした目を覚ますための部位が情動に関連した大脳辺縁系の働きで興奮状態となり、何度も目を覚まさせることが考えられる。

眠れない理由には原因がある。はっきりした原因がある場合には、原因への対処が有効だ。はっきりした原因、例えば明日の試験が心配で眠れない場合は、次の日になれば少なくとも原因はなくなる。しかし、はっきりした原因が思い当たらず、それを意識できないまま、睡眠がとれない状況が続くと慢性不眠症と呼ばれる状態になる。

第15章　不眠症のメカニズム

不眠恐怖症

寝つけなかったという体験は一度や二度なら誰にでもあるだろう。試験や重要な会議の前日、気がかりで寝つけない。床の中で眠ろうとすると、かえって目が冴えてしまう。明日のことを考えると「早く眠らなくては」と一人焦る。これは誰にでも起こりうることだ。このように寝つけないで苦しい思いを経験すると、眠りに対するこだわりが強くなることがある。一定時間以上眠れていないと心身の障害になると思い込んでしまい、精神的ストレスが解消されても寝つきのスムーズさや睡眠時間自体が唯一の関心事となることがある。

健康に気を使い、夜更かしをしなくなったら寝つきが悪く、睡眠が浅くなったという人もいる。このような場合、床に就くと今晩は気持ちよく寝つけるかどうかということが一番の不安の種になる。こうした不安のため頭が冴えてしまい、さらに寝つけなくなる。つまり、不眠を恐れるあまりいわば不眠への恐怖感ができてしまい、入眠時の不安が増強され、次第に慢性の不眠症に移行することになる。

不眠への恐怖が慢性的な不眠を招いているといってよい。一言でいうと「不眠恐怖症」だ。こうした人に対して診察室では「不眠恐怖症があなたの不眠症の本質です」と説明している。不眠で悩んできた人はなるほどと納得してくれる。私はこの不眠恐怖症というとらえ方を久留米大学医学部名誉教授の中沢洋一博士の論文から学んだ。

昔は、寝つけない人に「体が休まるから床の中でじっとしているだけでいいです」というアドバイスをしてきたが、じっとしているほうとしてはつらい。暗いところに一人でいるのは孤独だ。なかなか時間が進まず、本能的警戒心が働き、物事を悪い方向に考えてしまう。さらに眠れないことのつらさを実感することになる。

人間は、暗くなると警戒心が強くなるようにできているという。目に頼って生活している人間にとって、原始時代から、暗闇は危険の象徴であった。感覚を鋭敏にして、他の動物が近づいてくるのを常に注意していた。こうした警戒心は、いまの私たちでいえば不安に相当する。子どもはこうした本能的特性が強く、暗闇を怖がるものだが、大人になっても、特別な理由がなくても不安が高まるのだ。暗いといっても、鍵をかけた家の中にいるのだから、襲われることなどまずない。それでも警戒心が強くなるのは、生き物としての習性、遠い祖先からの記憶が残っているからではないか。

夜に暗いところで警戒心が強くなっていると、思考面での変化も起こる。昼間考えたらそれほど深刻ではないようなことも、暗い中では警戒心からいろいろ慎重になりすぎて、次々と悪い考えが頭に浮かんでくる。暗い部屋の寝床の中で取り越し苦労を始めると、考えはなかなか明るい方向に向かわず、ますますつらくなってくる。……こうした悪循環に陥るのが不眠恐怖からくる慢性の不眠症である。

寝過ぎで眠れない

定年退職をしたら、ゆったりと眠り、ゆとりある生活を送ろう。自分を深めるために趣味の時間を持ち、行ったことのない国を訪れてみようか。このような夢を抱く人も多いだろう。しかし、実際に退職してみたら、夜中によく目覚めてぐっすりと眠れなくなったという人がけっこういる。

夜はよく眠って、日中は生き生きと過ごしたいのに、気持ちがすぐれない。心の健康の専門家に相談した。仕事人間だったため、肩の荷が下り、生き甲斐《がい》を喪失し、心の中でぽっかりと穴が開いて、空虚感で眠れなくなったのではないか、そんなことを言われ睡眠薬を投与された。しかし、納得ができない。

実は、退職に伴う生活習慣の変化に注目していくと、興味深いことが見えてくる。仕事のために、もともと一二時に就床して六時には起床していた。退職後ゆとりある生活を送りたいと思い、夜の一〇時に就床して七時に起床する生活、九時間寝床の中で過ごすことになってから、夜中に何度も目覚め浅眠感が強くなったのだった。

若年成人の正味の睡眠時間は七時間程度であり、高齢になるほどこれが短くなっていき、六五歳以上になると夜に眠ることのできる時間の平均は六時間程度となる。これと同時に、睡眠の深さは、睡眠の前にどのくらい長く覚醒していたか、つまりどのくらい睡眠不足かによって影響される。睡眠に対する要求が強い場合には深くなり、これが弱いと浅くなる。だから、寝床の中で長い時間過ごしても生理的な睡眠時間を大きく超えて長く眠ることができるわけではない。たくさん眠ろうと生理的な睡眠時間を超えて長く床に就いていると睡眠が全体に浅くなり、中途覚醒が増える。ストレスがないのに退職後に眠れなくなった背景には、ゆったり眠ろうと思ってはじめた早寝遅起きが原因だったということになる。

睡眠が妨げられた経験をすると、眠れないという苦痛に対して、睡眠時間を補おうと、寝床の中でさらに長く過ごすようになりやすい。こうなると実際に眠ることのできる時間と眠ろうとして寝床で過ごす時間のギャップから、素因や引き金となった出来事と関係なく不眠が慢性的に起こるようになる。

二〇〇九年の私たちが行った睡眠に関する疫学調査を見てみよう。二五五九人の無作為抽出された全国成人データを用いて、寝床で過ごした時間（床上時間）と不眠（入眠障害、中途覚醒、早朝覚醒）との関連について検討した。その結果、九時間以上と寝床で長く過ごしている人はそれ未満と比べて、不眠の頻度が高かった。つまり長く眠ろうとして寝床で長く過ごすと、眠りの質が悪くなり不眠となる。

また、最近の身体的疾患と睡眠時間の関連に関する疫学研究では、六時間台ないし七時間台の睡眠をとっている人で高血圧、糖尿病、高脂血症などの身体疾患罹患の頻度およびリスク、うつ病罹患の頻度が、短時間睡眠や長時間睡眠の人と比べて少ないことが明らかにされている。このことから、ほどほどに眠るのが一番健康にいいのではないかと考えられる。必要以上眠っても得にはならない。

加齢に伴う朝型化

不眠に悩む人と話していて気づくのは、健康に歳をとると睡眠がどうなるのかについて、みんなほとんど知らないということだ。睡眠に限らない。歳をとると起こる身体の変化についても知らない人が多い。お年寄りと暮らしたことのない核家族の世代が、実際にお年寄りになってきているのだ。病気については、本やメディアなどで勉強していてとても詳しい。しかし、故郷の両親とたまに会うくらいしか、歳をとることの現実に接していない。世の中にあふれる、すばらしく活発で生き生きした高齢者の生活のイメージと自分が合わないと、自分は病気ではないだろうかという心配にさいなまれてしまう。

昔から知られているように、歳をとるとだんだん早起きになってくる。これは加齢により体内時計が全般的に朝型化してくるためだ。最近のヨーロッパでの朝型夜型特性に関する住民調査の結果を見ると、青年期は女性と比べて男性で夜型傾向が強いが、四五歳を超えるころから男性が朝型化していき、五五歳くらいになると女性と男性が逆転し、男性のほうが朝型になる。睡眠にはこのような男女差が存在する。二〇〇〇年に行われたわが国の住民調査の結果を見ると、四〇代から男性の早朝覚醒が増え始め、五〇歳以上からこれが著しくなる。

夫婦の場合、夫が朝型化して就床時間が早くなる。朝型化の起こっていない妻がそれに合わせた生活をしようとすると、妻が自然な入眠時刻より早く床に就くことになって、入眠困難に陥ることがある。実際に、女性で入眠障害が増加するのは、わが国の調査では五〇代からである。

このように、体内時計のリズムと関係して起こる不眠には、若年者の入眠障害、中高年男性の早朝覚醒が典型的で、もしかすると中年以降の女性の入眠障害にも夫に合わせて生活スケジュールを早めたため、体内時計のリズムとの不一致によるものが多く含まれている可能性がある。五〇歳を過ぎたら、仲がよくても夫婦それぞれ自分のペースで睡眠をとったほうがいい。女性は夫が眠った後の時間を楽しめるようになれたらいいと思う。

第16章　四つの睡眠障害

二〇〇三年のことだが、新幹線で居眠り運転をした運転手が過眠をきたす睡眠時無呼吸症候群にかかっていたことがニュースになった。これがきっかけで、日本においても睡眠障害についての認識が広まった。睡眠障害とは、睡眠が病気になっている状態をさす。この章では睡眠時無呼吸症候群、ナルコレプシー、レストレスレッグス症候群、周期性四肢運動障害の四つの代表的な睡眠障害について説明したい。

睡眠時無呼吸症候群

私たちの、身体の筋肉は眠りにつくと緩む。身体の筋肉だけでなく舌や気道周辺の筋肉も同じように力が抜け、舌が後ろに落ち込むことにより空気の通り道である気道が狭くなる。

このため呼吸で空気が出入りするたびに喉のあたりが振動して音が出る。これがいびきだ。いびきをかいていても、これがそれほど大きな音ではなく、規則的なものであれば空気はきちんと通っていることになるので心配はいらない。

これがさらにひどくなると、喉のところが詰まって、いわば窒息するような状態になる。特に息を吸う時にこれが起こる。このため睡眠中に呼吸が止まってしまう。この窒息のような状態のまま呼吸が止まってしまうのかというと、そこまで私たちの身体はやわでない。子どもの時にいたずらして誰かの鼻をつまむと、鼻をつままれた人が目を覚ますのと同じで、睡眠は浅くなり一瞬目が覚める。そして、筋肉の緊張が回復して息が通るようになる。これを何度もくり返すのが睡眠時無呼吸症候群だ。身体の筋肉がリラックスするところまで眠りが進むと息が止まって、目が覚めたり浅くなったりするわけで、一晩中浅い睡眠しかとれず、長く眠っているはずなのに、心身の回復が図れないため日中の眠気が増してくる。

睡眠時無呼吸症候群の症状として一番多いのは、朝、たっぷり眠ったという休息感が得られないことだ。喉が詰まると、目が覚めなくても睡眠が浅くなり、目覚めた時に口の中が妙に乾き、頭痛がすることもある。深い眠りが得られないために、脳が十分に回復できず、熟睡した感じが持てない。

睡眠時無呼吸症候群では、眠気以外にも身体に悪い影響が及んでくる。無呼吸が続くと血圧はだんだん上昇し、脳に十分に酸素が供給されなくなる。このため高血圧、脳梗塞、脳障害、心臓病や脳卒中といった病気を引き起こす危険性が高くなる。また、眠っていてもしょっちゅう息が止まるようでは身体にはストレスとなるため、ストレスホルモンであるコルチゾールの分泌が高まり、このせいで血糖値の調節がうまくいかなくなって糖尿病を悪化させるという弊害も出てくる。

成人では四〇～五〇人に一人くらいの割合でみられ、特に中年の男性になると、さらに頻度が高くなることがわかっている。原因として考えられるのは顎《あご》の骨格が小さい、首が太いなどの身体的特徴が主で、扁桃腺《へんとうせん》肥大など耳鼻咽喉科の病気によっても起こることもある。たとえ肥満でなくても、昼間の強い眠気が続いたり、家族に大きないびきを指摘されたりしたら、早めに受診する必要がある。

睡眠時無呼吸症候群で悩む人が増えているのは、私たちの生活が向上して、栄養状態が良くなったこと、運動不足から贅肉《ぜいにく》がつきやすく、喉の脂肪も増えていることなどである。歯科医師が指摘していることだが、現代人は食べやすいものを好んで口にするようになり、顎の発達が少しずつ悪くなっているという。顎が発達していてある程度幅が広いと喉にも隙間ができやすいが、やわらかいものだけを食べていると、瓜実顔《うりざねがお》になりやすく、顎が狭くなって、喉が詰まるようになりやすいといわれている。

本来なら歳をとるとともに眠りも老いていき、若い時のように熟睡することは難しくなるはずだが、最近になって、「夜はいくらでも眠れるし、日中でも眠れるようになった」という場合は、むしろ注意したほうがよい。

女性の場合には、睡眠時無呼吸症候群が発症する頻度は低いことが知られている。これは女性ホルモンの一種である黄体ホルモンに空気の通る気道の筋肉のはりを高める作用があって、喉が詰まるのを防ぐからと考えられている。やわらかいストローで勢いよくジュースを飲むとストローがひしゃげて詰まりやすいのに対し、固いストローではこうしたことが起こらないのと同じ理由である。ただし、閉経期を過ぎると、このホルモンが減っていくため、睡眠時無呼吸症候群は男性と同じように起こるようになる。

睡眠時無呼吸症候群への対策

治療法としては、睡眠時に鼻マスクを使う、経鼻的持続陽圧呼吸療法（CPAP）という治療法が主体である。喉が詰まらないように一定の圧力をかけた空気を鼻マスクから送り、睡眠中に空気の通り道である気道の周りの筋や舌を支える筋が弛緩しても、気道が狭くならないようにして無呼吸を防ぐ方法だ。

症状の軽い人では、歯科的治療もある。舌は喉の舌骨《ぜっこつ》というところと下顎の間に張っていて、引っ張れば舌は細くなるため、顎を前に突き出すように引っ張る形のマウスピースを作って、これをつけて眠るという方法である。喉の部分が塞がりやすい、あるいは扁桃腺が大きいことが原因という人は、耳鼻科でここを縫いつめたり、扁桃腺をとる手術療法がある。

肥満のある人は、まずは減量が重要で、体重を減らすだけで、無呼吸が起こりにくくなる場合もある。アルコールを飲んで眠るのは、喉の筋肉がゆるんで無呼吸が起こりやすくなるため、注意が必要である。現在、主に使用されているベンゾジアゼピン受容体作動性の睡眠薬も筋肉をほぐす作用があるため、舌は喉に落ち込みやすくなり、無呼吸を悪化させる可能性がある。

ナルコレプシー

ナルコレプシーなどの過眠症では、夜十分に眠り、朝きちんと目覚めたにもかかわらず、昼間に耐えがたい眠気にくり返し襲われる。

ナルコレプシーは、日中に目を覚ましているために働く神経機構の機能低下で起こる代表的な過眠症だ。この眠気の本態は、反復する眠気と居眠りである。典型的には、日中耐えがたい眠気に襲われ一〇〜二〇分眠り、比較的さっぱり目覚めるが一〜二時間で再び耐えがたい眠気をもよおす。ナルコレプシーにかかった人は眠ることが通常考えられないような状況、すなわち試験中、商談中、食事中、運転中などにおいて、しばしば耐えがたい眠気（睡眠発作）により眠ってしまう。この疾患は、一〇歳代に発症する場合がほとんどで、中年期以降に発症することはまれである。最初は昼間の眠気で発症し、笑ったりびっくりしたりすると全身の力が抜けてしまう情動脱力発作、寝入りばなに出現する金縛り症状である睡眠麻痺や寝入りばなに起こる現実と区別しがたい夢（入眠時幻覚）が出現するようになる。こうした疾患の場合には、薬物療法を用いて目を覚ましておく機能を補うことで治療が行われる。

私たちの夜間睡眠を脳波で調べると、ノンレム睡眠とレム睡眠が九〇〜一二〇分周期でくり返す。レム睡眠では、眼球を動かす筋と呼吸のために必要な胸部の筋以外の筋はほぼ完全に弛緩する。これは脊髄のレベルで脳からの運動指令が遮断されるためである。この時、視覚、聴覚、触覚などの外界からの感覚入力も遮断される。脳全体の活動は覚醒からやや低下したまどろんだ状態にある。こうした状態を背景に私たちは夢見を体験する。まどろんでぼおっと考えている状態だが、外からの刺激が遮断されているので容易には覚醒しない一種独特な状態だ（第3章、第9章参照）。

情動脱力発作は、ナルコレプシーに特異的にみられる症状で、強い情動により、筋の緊張の発作的消失が起こり、脱力のため転倒したり、しゃがみ込んでしまう。これは、本来レム睡眠中にのみ起こる脳からの運動指令を遮断する仕組みが覚醒中に働いてしまう現象と考えられている。誘因となる情動変化としては、大笑い、大喜び、驚き、怒りなどが最も多い。情動脱力発作の持続は、数秒から数分で、速やかかつ完全に回復する点が特徴である。発作中は、意識清明で発作中に周囲で起こったことはすべて認識している。

日本人科学者たちの功績

ナルコレプシーの病態解明の歴史の中で、日本の科学者の果たした役割が大きいことを書いておきたい。ナルコレプシーの情動脱力発作や睡眠麻痺にレム睡眠が関連していることを最初に発見したのは、一九六〇年代の大阪大学（当時、以下すべて）の菱川泰夫博士と東京大学の高橋康郎博士である。一九八〇年になって、ナルコレプシーの背景にDR2という特定のヒト白血球抗原が関与していることを発見したのは東京大学の本多裕《ゆたか》博士であり、一九九九年に、この疾患がオレキシンという覚醒のスイッチのような働きをするホルモンの欠乏で起こることを発見したのは、米国スタンフォード大学の西野精治博士率いる研究チームとテキサス大学の柳沢正史博士である。これらから、ナルコレプシーは、特定の白血球の型を持つ人に、何らかの感染などにより免疫反応が過剰に起こると、脳の視床下部にあるオレキシンを作る神経細胞がダメージを受け、そのためオレキシン欠乏が起こって、日中の眠気や情動脱力発作のようなレム睡眠に関連した症状が起こるのではないかと想像されている。

レストレスレッグス症候群

レストレスレッグス症候群（むずむず脚症候群）では、寝床に入って眠ろうとすると、下肢を中心に異常な感覚が生じて脚を動かさずにいられない、このため寝つけない。レストレスとは動いて落ち着かないさまを示し、レッグスとは下肢のことである。脚に不快感があって眠たいのに眠りに入ることができない症状をうまく表している名前だ。

むずむずする、虫が這うような感じがする、脚の奥のほうがかゆいなど、症状はいずれも不快で、さまざまだ。皮膚上でどこなのか場所を特定できない異常感覚だ。じっとしているのがつらく、脚を動かしたくなり、実際に脚を動かしたり、寝床から出て歩いたりすると症状は軽くなる。しかし、脚を動かすのをやめると再び症状が出現するため、寝つきが著しく妨げられる。

悪化すると、夜だけでなく夕方ごろからも、テレビを見ている時、会議中、電車での移動中など、座ってじっとしているだけで症状が現れるようになってくる。異常感覚が腕や腹部など全身に広がることもある。

この症候群の原因は、脳の奥の視床下部にあるドパミンという神経伝達物質の働きの低下だ。この低下が起こると、安静時の筋肉からの感覚情報が過剰に脳に押し寄せる。これが落ち着かない、脚の置き場に困るような不快な感覚となって感じられる。実際に脚を動かすとこの筋肉からの感覚情報の洪水が抑えられ症状が和らぐ。この仕組みは以下のように説明できる。

スポーツで試合中は何も感じずに精一杯動いていたのに、ハーフタイムで休んだとたん筋肉が痛くなって動けなくなるなどの現象がある。これは運動中には筋の感覚が鈍くなるように抑制されているために起こる。運動により筋が動いていると、筋からの痛みなどを伝える知覚が抑制され、不快な感覚が脳に伝わりにくくなる。ドパミン神経機構もこうした感覚情報の抑制に関与している。特に、運動していない時の筋肉の感覚情報の抑制には大きな役割を果たす。横向きで寝転がっている時には、片方の脚がもう片方の脚の上に載ることもある。脚を組んでいる時、下になった脚はもう片方の重みを支えることになる。それにもかかわらずあまり不快に感じずにいられるのは、こうした場合自分の脚の載っかっている感覚を抑えるドパミン神経機構の仕組みがあるからだ。この仕組みが不調になることでレストレスレッグス症候群が起こる。ドパミンは鉄分が足りなくなると、うまく作られなくなると考えられている。このため、鉄分が足りなくなるような貧血や、鉄分の吸水低下が起こりやすい胃や腸の手術後などには発症しやすい。

四〇歳以降の中高年に発症しやすく、男性と女性では二対三の割合で、女性に多い。妊娠中の女性も約五人に一人の割合でレストレスレッグス症候群を経験するという報告もある。赤ちゃんの分も補わなければいけないので鉄分欠乏が起こりやすく、その結果レストレスレッグス症候群にかかりやすいと考えられている。また、腎不全のある人や、ドパミンが減少して起こるパーキンソン病の人にもよく見られる。次項に挙げる周期性四肢運動障害と合併することが多い。

レストレスレッグス症候群の治療は、ドパミンの働きを助ける薬物で治療すると、不快な感覚が和らぎ、不眠も解消する。また、眠る前に脚をマッサージするのも、いやな症状を緩和するのに多少効果がある。もちろん鉄分不足が原因と考えられる場合には、鉄分を補うことで異常感覚も睡眠の問題も解決する。

レストレスレッグス症候群は、あまり知られていない病気ということもあり、「眠れないせいで脚がむずむずする」と思い込んでいる人も多い。

周期性四肢運動障害

睡眠中に、何かを蹴るような感じで脚が勝手にピクンと反復して周期的に動き、目が覚めてしまうのが、周期性四肢運動障害である。夜中の前半から中盤にかけて、身体がリラックスしてきた時に、よく起こる。明け方にかけて回数はやや減っていく。カフェインを多くとった時や疲れている時に出やすい。うとうとしかけた時に、脚がピクンと動いて目が覚めるということを一晩に何度もくり返すため、睡眠そのものが浅くなり、ひどくなると昼間にだるさや眠気が強くなっていく。

レストレスレッグス症候群と同様に、ドパミンの関連した神経機構の低下が原因で起こるもので、脳の指令で動いているわけではなく、不随意運動といい、運動神経調節機構の不調で勝手に動いているものである。レストレスレッグス症候群のある人の約八割はこの障害を合併しており、中高年に多くみられる。鉄欠乏症や腎臓病の人に発症しやすい傾向がある。しょっちゅう目が覚める、熟睡感が得られないといった症状に悩まされながらも、自分では脚の動きに気づかない人が少なくない。これが疑われる場合には、家族に観察してもらうのもよい。また、一晩病院に泊まり、睡眠に関する精密検査（終夜睡眠ポリグラフ検査）を行えば、明らかになる。睡眠一時間あたりの不随意運動回数が二〇回以上になると睡眠の不調感が出現することが多い。

周期性四肢運動障害による不眠は、レストレスレッグス症候群と同様に、通常の睡眠薬を服用してもなかなか改善しない。どちらも原因となっている脚の不快感や不随意運動を改善することが不眠解消につながる。症状が強い場合には、ドパミンの働きを改善する薬物などで療法を行う。

【付記】

睡眠障害については、内山真編『睡眠障害の対応と治療ガイドライン　第2版』（じほう、二〇一二）に対策も含めて詳しく解説しているので、そちらも参照してほしい。

第17章　睡眠薬とのつきあい方

寝酒の問題点

アルコールを短時間に多く摂取すると、脳の活動を抑える作用により覚醒していられなくなる。このため、ぐいっと飲んで眠りにつく寝酒としての使い方が生まれた。こうした睡眠薬代わりにアルコールを飲む歴史は古く、麻薬成分を含むケシの実や種の服用、バラ油、バラ酢、樟脳《しょうのう》等を含む軟膏《なんこう》をこめかみや鼻翼に塗る方法などとともに紀元前から記録がある。

まず、わが国においてどのくらいの人が寝酒をしているのか、全国調査データを見てみよう。日本で行った大規模調査（対象：二万四六八六人）をもとに、寝酒について解析した研究では、週一回以上眠るためにアルコールを摂取するのは、男性では四八・三％、女性では一八・三％であった。さらに注目すべきこととして、男女ともに寝酒の習慣があると中途覚醒が多いことがわかった。これは、寝つきを良くしようとアルコールを飲んでも、急速に分解されるため、脳活動を抑える作用が二〜三時間で消失し、その反動で後半の睡眠が浅くなるからと考えられる。

寝酒はこのほかにも問題がある。アルコールの筋緊張を和らげる作用は、睡眠中に喉の奥に舌を落ち込みやすくさせ、空気を通りにくくさせる。この時、喉の周りがふるえて大きないびきが起きる。大いびきは眠っている時に息が通りにくく、睡眠が浅いことを示すサインだ。さらに空気の通りが悪くなると、睡眠中にうまく呼吸ができない睡眠時無呼吸症候群につながる。

人間の睡眠には、夢を見ているレム睡眠と脳がすっかり休むノンレム睡眠がある。アルコールを多く飲むと、ノンレム睡眠が増加し、レム睡眠は一夜を通じて量的に減少する。深酒で全く夢を見ずに眠ったという状態がこれにあたる。しかし、寝酒が習慣化すると、アルコールのレム睡眠を抑える力に反発する力が脳に形成されてくる。何かの理由で習慣的な寝酒を中断した時は、レム睡眠が急に反発するように多くなり、悪夢が出現する。

このようにアルコールは睡眠薬として使うには問題が多い。百薬の長といわれるように適量飲酒をしている人は全く飲まない人より健康度が高いというデータもある。しかし、就床時の眠るための飲酒については、いずれの側面から見ても旗色が悪い。

睡眠薬の作用

不眠症治療中の人が、睡眠薬を服用していることを家族や知人に告げると、「睡眠薬は怖い。認知症になってしまう。癖になって一生やめられない」などと心配されるケースがある。こうした懸念を払拭するには、医師だけでなく周囲の人びとも、まず不眠の仕組みと関連して睡眠薬の作用について知ることが重要だ。

睡眠薬、不眠症治療薬は、眠る仕組みへの働きかけ方から考えると理解しやすい。よく眠るには、三つの条件が必要だ。まず日中にはしっかり起きて過ごしていること、つまり脳が疲れていると眠りやすい。次に、夜いつもとだいたい同じ時刻になると眠くなってくること。体内時計により一日のなかで休息時間帯と活動時間帯のリズムができているので、これに合っていないと眠ることができない。そして最後に、安心できる状態、慣れ親しんだ環境にいること。そうでないと目が冴えてしまう。

脳が疲れた分だけ休ませる仕組みに対して働きかけ、脳の働きを抑える鎮静作用で睡眠を促すのが、ベンゾジアゼピン受容体作動薬の睡眠薬だ。頭蓋骨の中で脳を取り巻いている脳脊髄液には、覚醒していた時間に比例して、プロスタグランジンD_2など眠りを促す睡眠物質がたまる。これが脳に働きかけて、睡眠が起こる。睡眠不足で眠たくなるのは、この仕組みが働くからだ。日中に、寝床でうとうとと眠ったり覚醒したりで、めりはりなく過ごすと、睡眠物質が十分たまらない。このため寝つきが悪く睡眠も浅くなる（詳しくは第2章を参照）。

二〇年前までは使われていたバルビツール酸系やブロム尿素系の古い睡眠薬も同様に脳を休ませるシステムに働きかけて、睡眠をもたらすが、習慣性が強く、多量服薬で命を落とす可能性のある危険な薬物だった。睡眠薬自殺という言葉がよく使われたのもこのころで、有名な作家でもこうした薬の過量服用で命を落とした人もいる。

現在、睡眠薬として医師から処方されるのはベンゾジアゼピン受容体作動薬に属する睡眠薬だ。これは、安全性が高く、単独の使用では睡眠薬自殺は完遂できない。本来の治療目的で使用する場合の習慣性は低い。

ベンゾジアゼピン受容体作動薬を投与する場合、医師は不眠の症状に応じて薬物の作用時間を基準に睡眠薬を選ぶ。寝つきが悪い人には服用後短時間だけ効く薬を、夜中に目が覚める人や睡眠が全体に浅い人にはもう少し長く朝まで効く薬を選択する。この作用時間が不眠の症状と合っていないと治療はうまくいかない。夜中や朝方に目が覚めて困っている人にとって作用時間の短い薬は、効果が少ないし、寝つきで困っているだけの人にとって作用時間の長い薬を服用したら朝起きるのがつらくなる。

ベンゾジアゼピン受容体作動薬をアルコールと併用すると、晩に服用してからのことが思い出せないなどの記憶障害が起こる。睡眠薬を服用してから床に就かずに活動していた場合や、夜中に起こされた場合にも同様の記憶障害が起こりうる。こうした記憶のぬけが、睡眠薬でぼけて認知症になるといううわさの出所である。睡眠薬を服用する際には、アルコールとの併用は絶対に避ける、服用したら直ちに床に就くことが原則だ。

いつも床に就いて眠るころになると血圧や体内の温度が下がるなど身体が休息状態に向かって眠たくなるのは、二四時間のリズムを刻む体内時計による。世界に先がけて日本で開発されたメラトニン受容体作動薬は、体内時計に夜だという刺激を与え、眠るための身体の態勢を整える。身体の休息状態が整うと、これに引き続き、脳も自然に休息態勢に向かい、睡眠が始まる。この薬物は、ベンゾジアゼピン受容体作動薬と異なり、脳機能を直接的に抑える鎮静作用がなく、作用はやや弱いが、歳をとった人や脳に障害のある人でも副作用が起こりにくいのが特徴だ。

緊張していると覚醒から睡眠への移行が妨げられる。これでは、緊張で目を覚ましておく仕組みが夜になってもフルに働いているため睡眠がとれない。抗不安薬などいわゆる安定剤が不眠に対して有用なのは、緊張をほぐす力があるからだ。

　現在、目を覚ましておくためのスイッチ役のホルモンの働きを抑え、眠りを誘おうというオレキシン受容体遮断薬という薬が開発中だ。これは覚醒から睡眠への移行や、睡眠中の安定に役立つと考えられている。数年後には、現在考えられる三つの眠る仕組みのそれぞれに働きかける薬が出揃う。これでより効果的な不眠症治療が可能になるだろう。

どのくらい使用されているか

　二〇〇〇年の保健福祉動向調査（対象：約三万二〇〇〇人）において、過去一ヵ月間に睡眠薬を服用した人は、男性で四・一％、女性で六・五％、男女合わせると五・三％であった。さらに、高齢者ほど使用頻度が高いことがわかった。つまり、日本では成人のおよそ二〇人に一人が過去一ヵ月間に睡眠薬の使用経験があり、女性、高齢者で使用頻度が高いということになる。寝酒の習慣が男性に多いのとは対照的だ。

　海外の調査データをみると、北欧では、医師に処方されたベンゾジアゼピン受容体作動薬の使用者は、一日あたり三〜四％であった。一日あたりであることを考えると、この結果は、過去一ヵ月における睡眠薬使用経験者が五%前後という日本のデータとほぼ同等か、あるいはそれ以上であると考えられる。

また、米国における睡眠薬使用に関する報告としては、一九八五年に行われた一八歳以上の一般人口三一六一人に対する調査がある。過去一年に、四・三%が医師の処方による睡眠薬や抗不安薬などの薬物を使用し、さらに三・一%が日本で睡眠改善薬と呼ばれる、抗ヒスタミン薬を主成分とする処方箋なしで買える薬物を用いていた。これらを合わせると、七・四%の人が一年間に睡眠のために薬物を使用していたことになる。ここ一〇年間の米国における一般住民のデータはないが、受診者ベースのデータで一九九〇年代から二〇〇〇年代の一〇年間で睡眠薬の処方数が倍になったというデータがあることから、おそらく使用率は一九八五年時点の頻度より二倍に近くになっているのではないか。

こうして医学的に適切な方法で行われた調査結果をみると、先進国においては睡眠薬を使用している人の頻度はほとんど変わらない。各国が独自に出しているデータをまとめた資料や睡眠薬の工業生産量をもとにした資料などでは、かなり違うものがあって、日本では睡眠薬の使用頻度が高いと聞き及んでいる人もいると思われる。さらに保険からみた睡眠薬使用率であるものが含まれており、基本的に不眠症の治療が健康保険でカバーされる日本のような国での使用頻度が高くなる。調査方法が違うデータを比較してしまうことからくる誤りだ。

いつどのようにやめるか

睡眠薬を処方してもらい夜よく眠れるようになると、今度は薬に頼っていて平気なのか心配になってくる。睡眠薬を急にやめることでまた起こってくる不眠、不眠が引き起こす可能性のある生活習慣病やうつ病などの病気リスクを考えると、適切な用量の睡眠薬でうまく生活ができているなら、やめる計画は少し余裕を持って考えるとよい。

睡眠薬で睡眠がうまくとれ、不眠に関するこだわりから解放され、服用し忘れても眠れた体験があったら、よく医師と相談して、まず減量から始める。この時、最も大事なことは、不眠症になる前の睡眠時間を思い出して、年相応の睡眠時間を超えて眠ろうとしていないかもう一度考えてみることだ。就床から起床を七時間以内にしていくことが一番重要だ。睡眠薬に頼っている分の時間を就床時刻と起床時刻で調整し、少し遅寝早起きにすることがスムーズな減量につながる。

およそ半錠から一錠で快適に眠れるようになったら、休薬日に挑戦するのもいい。ただし、今晩は飲んでいないという気がかりや心細さの影響は必ず現れる。このため休薬は、休日の前日にし、眠たくなってから床に就くようにするか、あるいは一時間就床時刻を遅らせる。もちろん、朝はいつも通り起床する。これで、徐々に睡眠薬なしでも眠れるという自信をつけていくことができる。

Ⅲ　睡眠とうつ病

第18章　心の疲れ・うつ病

うつ病とは

うつ病について、マスメディアなどに取り上げられることが多くなった。これは一九九八年から二〇一二年まで年間の自殺者が三万人を超えたことや、これに対する厚生労働省や総務省などによる精神保健に関する啓発の集約的アクションがあったこととも関連している。ただし、「新型うつ病」など、メディアの造語といっていいような、医学的には不正確な言葉も広がって、実際にうつ病で困っている人の役に立っているのか心配になることも多い。

このように功罪さまざまであるが、私たちが精神科の医者になった当時から一つの目標であった、心の病で調子が悪いと感じたら、受診して早くから適切な対策がとれる精神科というものに近づいてきたことは確かである。その一方で、さまざまな問題を抱えた人が訪れるようになって、精神科の敷居が高かった時以上に、精神科医にとっては心の病と健康人のストレス反応などとを見分ける能力が要求されるようになった。

各国の疫学調査で、うつ病の一二ヵ月有病率は四〜一〇%程度と報告されている。性別にみると男性は三〜六%、女性は七〜一一%と、女性は男性の一・五〜二倍うつ病が多い。わが国においては、うつ病を主とする気分障害患者総数は二〇〇二年の調査では七一万人、二〇〇二年〜二〇〇三年における一二ヵ月有病率は二・九%、生涯有病率は六・七%と推計されている。

「うつ病とは」と尋ねられると、一言で説明することは難しい。憂うつ感と心身の不調感を主とした疾患であり、私たちが日常で経験する心身の変化から質的にかけ離れたものではないが、その実態を簡潔に言い表すのは難しい。現在最も広く使われている代表的診断基準(DSM—Ⅳ—TR)のうつ病(大うつ病エピソード)の診断基準を次頁に示す。

これによれば、うつ病とは、症状のうち、抑うつ気分、あるいは興味や喜びの著しい減退を含む五つ以上の症状がほとんど一日中、ほぼ毎日あり、二週間にわたっている。そして、症状が臨床的に著しい苦痛、または生活機能の障害を引き起こしている状態として定義される。

【うつ病の症状】（DSM－Ⅳ－TR大うつ病エピソードの診断基準より）

①抑うつ気分：気分の落ち込み、気分の重さ。

②興味、喜びの著しい減退：どのような活動にも興味や喜びを感じない。

③体重減少か増加、または食欲減退か増加：一ヵ月で五％以上の体重の減少または増加。

④不眠または睡眠過多：就床しても眠れない、または著しく睡眠時間が延長。

⑤精神運動静止または焦燥：何をするにも億劫《おっくう》で動けない、またはイライラして落ち着けない。

⑥易疲労感または気力の減退：疲れやすく、やる気が出ない。

⑦無価値感または罪責感：自分を無価値な存在と感じ、過度に自分を責める。

⑧思考力や集中力の減退または決断困難：考えるのがつらく、決断ができない。

⑨自殺念慮等：生きるのがつらく、死について考える。

何かわかったような、わからないような感じではないだろうか。私自身でチェックしてみても、二週間は続かないが、気分の落ち込み、気分の重さはしばしば感じるし、気持ちに余裕が持てない時には、自分で趣味と思っていることも楽しくないということはあるように思う。疲れやすい時もあれば、自分を無価値な存在と感じて自分を責めることもある。自分もこれに入るのではないかと感じてしまう。羅列的な基準からは、うつ病の実態が見えてこない。

このような診断基準は、うつ病を多く診ている精神科医が共通言語として、分類に用いたり、統計をとったりするためにできたものである。一般の人にとっては、全体のイメージがつかみにくい。実際に精神科以外の医師からも、わかったようでいてわかりにくいという話を聞く。

心の疲労の蓄積

では、うつ病とはどのようなものなのか。うつ病について考えるために、その具体像を整理しておく必要がある。

ひとまとめにすると、憂うつ感や興味・喜びの喪失などの主要な症状が、眠って休息をとろうとしても回復せず、自発的に気分転換を試みてもうまくいかず、改善できないまま二週間以上続くのが、うつ病であると考えるとわかりやすい。つまり、睡眠が障害されているため、睡眠で休息をとって気分や不調感の回復を図ることができず、それまで好きだったことに楽しみを見いだせないために、気分転換が不可能で気分の沈んだ心の不調がだらだらと続く状態である。

好きなことをしている時には熱中でき、楽しめている場合は、まずうつ病ではないし、一晩眠ると気持ちが回復する場合には、うつ病になっている可能性は少ない。つまり、心の不調を回復する二つの機能が保たれていれば、診断基準にあるような不調が二週間にわたって続くことはありえない。つまり、うつ病は考えないでいい。

うつ病でみられる気分の沈んだ心の不調は、それ自体が全く異常な状態としてとらえられるものとは限らない。日常生活の中で感じることのある不調感と自覚的にはっきり区別できるものではない場合も多い。一方で、気持ちの不調自体が病気のように勘違いすると、その対岸には、すばらしく前向きで生き生きした沈んだ気持ちひとつない、心の健康があるような錯覚にとらわれることになる。そのようなことは実際にはあり得ない。良いこともあれば悪いこともあって、その中で毎日喜んだり、悩んだりしているのが私たちの生活だ。

うつ病になってしまうと、物事に対する興味や関心が失われてしまう。このため何かをやってみようとは思わなくなる。気分転換しようにも、楽しめないので、それもかなわなくなる。何をしてもおもしろくないし、何かをしようという気持ちさえ起きなくなってくる。性的な関心や欲求も低下する。

本当に、外の世界に対して関心が向かず、いわば働きかけがなく、呆然《ぼうぜん》とした状態にも見える。一方で、自分には関心が向き、過去に起こったことを際限なく悔やみ、これからのことに対し絶望的な感覚を持つ。この絶望についての確信度だけは非常に高い。悲観的な未来についてはつぶさにその情景が浮かび上がる。決して呆然としているのではなく、内面の悲観的な思考から離れることができず、目をそらすことができず、むしろそうした心の動きは非常に活発で不安や緊張が高まっている。一言でいうと、緊張してそれをほぐすことができないため、心の疲労が蓄積しているといえるだろう。

睡眠による休養

私たちが、困難があって不調な状態から回復するプロセスには気分転換のほかに、もう一つある。それは眠ることだ。いろいろと苦労も多い毎日、気がかりなことも多い。いやなことがあって昨夜は気分が優れず床に就いた。こんな時でも一晩眠って起床すると多少なりとも気持ちが軽くなっていることが多い。例えば、前日悩んでいたことで憂うつな気がしていたが、ひと眠りして起床したら二割程度気持ちが軽くなっていた。一晩眠るとこのくらい気持ちが軽くなると気づくと、さらに二割くらい気持ちが軽くなる。結局、特に何もしていなくても全体として四割気持ちが軽くなる。実際以上に一晩の眠りは気持ちの回復に寄与する。これは、何も考えずに眠っていて七時間なりの時間がたったということに加えて、睡眠自体が心の回復に役立っているのではないかと考えられている。睡眠には、心身の機能を休め、そして積極的に養って、回復させる機能がある。うつ病では、こうした睡眠の回復機能が失われている。うつ病になると、よく眠ることができないために、起床した時の睡眠充足感がなく、身体の面でも、気持ちの面でも回復できない。つまり、心身の休息がとれなくなっている。うつ病の人は朝起きても昨日と全く同じように悩みが解決していない感じがする。また苦痛に満ちた一日が始まるという気がしてくる。睡眠による回復機能の不調は、うつ病が起こる仕組みの中でかなり本質的な部分を占めるのではと考えさせられる。

不眠とうつ病の初期

不眠がうつ病の最初の症状であることも多く、そのほかの憂うつ感などの症状が次第に加わってくることが多い。このため、うつ病の人が自分ではうつ病とは思わず、不眠を訴えて受診することがある。「調子が悪いのはすべて眠れないからだ、眠れないから疲れがとれない、それで調子が悪い、眠れるようになりさえすればすべて解決する」と感じて初診する人は多い。医学的には、うつ病によって休息感欠如を伴った不眠と憂うつ感が起こっていると考えられる。しかし、こうした不調を体験している身になってみれば、特にうつ病を以前に体験したことのない人だったら、不眠が悪化したから疲れがとれず、それがどんどん蓄積して気分が悪くなっていったと感じても無理はない。

うつ病を、心の不調を休んで回復させる睡眠による休息機能の低下、心の不調を何か他のことで鋭気を養って回復させる気分転換機能の低下としてとらえると、うつ病に関する心理学的特徴とうつ病における医学的特徴を一体として理解できる。

したがって、うつ病の治療においては、抗うつ薬の投与とともに不眠を改善させて十分に休養をとらせるようにすることが第一の方針だ。ある程度以上のうつ病であったら、症状や見立てに応じ仕事や学業を休ませ、睡眠を十分にとることを勧め、休養を確保する。不眠がある場合には、鎮静作用のある抗うつ薬を選び、睡眠薬も同時に用いる。うつ病に対して睡眠薬を投与することには、賛否両論があったが、最近の研究から睡眠薬を同時に投与したほうが回復は早いことがわかっている。また、不眠に対する認知高度療法を併用するとやはり、疑似的な一般的生活指導と比べ、うつ病の人の不眠を改善するばかりでなく、抑うつ症状も改善することが示唆されている。不眠を改善することはうつ病治療に役立つ。

抗うつ薬がなかった時代には、持続睡眠療法という治療法があった。これは、当時の麻酔薬に近いような作用を持った睡眠薬を用いて、入院中に食事以外の時間を持続的に眠って過ごさせるものだった。回復に時間がかかり、管理がとても大変なことから、抗うつ薬ができてからは用いられなくなった療法だが、うつ病治療の初期に抗うつ薬とともに睡眠薬を投与しているのは、抗うつ薬の作用に持続睡眠的な要素を加えているとも考えられる。

第19章　うつ病のメカニズム

どうとらえられてきたのか

うつ病がなぜ起こるのかを考えると、医学的な問題を超えて人間存在にまで立ち入ることになる。日本で、多く取り上げられるヨーロッパの人間学的研究を振り返ってみたい。

一九五〇年くらいまでのうつ病のとらえ方としては、心因性、内因（体質）性に大きく二分して考えるのが主体であった。この二分法は、もともとは症状のパターンからの厳密なものではなかったようだ。経過の中で、特に原因があって起こった一回だけのうつ病エピソードと、特に原因なく何度もくり返す場合や躁《そう》とうつが交互に出てくる場合など、よりうつ病を起こしやすい体質をもとに起こってくるものを分けていたようだ。前者はあることに関する悲嘆や喪失感を中心とした症状を示すが、後者は気分や活力の低下と身体的機能低下が中心となっており、特定の出来事との関連はうすいものと考えられた。こうした二分法は、多くの国で臨床医のコンセンサスとなっていた。

一九五〇年代になって、人間学的な側面からうつ病をとらえようとする動きが高まった。その個人の持つ価値判断や考え方、性格からみて最も弱いところを、強烈に脅かすような出来事に運悪く遭遇すると、これまで体質的にしか起こり得ないと考えられていた、うつ病が起こるというものである。一例としてドイツの精神科医アルフレート・ロレンツァーが一九五九年に発表した「喪失うつ病」を挙げる。人生で何かを失うと、残された物や人に、残された自分の何かに、さらに人生の価値を置くようになる。そしてさらに喪失が重なると、さらに残されたより狭い領域に自分の価値を置くようになる。こうしたパターンが続いていくと、最後に残された領域に自分のすべての価値がかかっているようになる。こうした状況で自分と一体となった何かの喪失がうつ病をもたらすというものである。

テレンバッハの研究

こうした考えをまとめたのが、わが国ではメランコリー親和型で有名なドイツの精神医学者フーベルトゥス・テレンバッハだ。メランコリー親和型とは、律儀で秩序正しさをこよなく安心の基とする傾向があるにもかかわらず、一方で周囲との調和をも求めてしまうような、矛盾した行動様式を持った人が、ストレス状況に置かれると、自らをがんじがらめにしてしまうことでうつ病が起こってくるというものである。テレンバッハは慎重で、こうした状況のもとで最終的には心理的なプロセスとしてはとらえられないような体質的な要因、おそらく脳の物質レベルで変化が生じるために、内因性のうつ病と同じ状態がもたらされると考えた。

これらの研究は悲哀や悲嘆、そして人間の存在に関する人間学として優れたものであったが、結局テレンバッハが、最終的に体質的要因が変容するためにうつ病が起こると結論したように、うつ病という病的状態に入る前までについてはとてもよく理解できる。つまり、ある出来事がなぜその人にとって尋常ならざるインパクトになったかは説明できるが、なぜそれがうつ病につながるのかの説明とはならなかった。

余談になるが、人間学の中では、うつ病の時に陥りやすい思考パターンについて時間論から説いたスイスの精神科医ルートヴィヒ・ビンスワンガーの考えは現在にも生きていると思う。彼は、うつ病者の訴えから、時間に関する指向性の異常を見事に描き出した。うつ病の人がしばしば陥る再現のない後悔には、あたかも未来のことを指向する時の未定なことを考えるパターンが過去のことに対して適応されている。将来への絶望的確信には、あたかも過去を振り返る時のような確定的なことについて考えるパターンが適用されているというものだ。

脳からみると

脳の面からうつ病をみると、脳の中でセロトニンという脳内物質や、ノルアドレナリンという脳内物質が足りなくなった状態ということができる。このために憂うつ感などの気分の問題や意欲の低下、疲れやすさなどが起こってくるのだと考えられている。これは動物を使って慢性的にストレスをかけていると、元気がなく不活発で、苦痛な状態から逃れる行動をもとらなくなるといった、あたかもうつ病のような行動が見られるようになる。こうした動物の脳を調べるとセロトニンやノルアドレナリンが減少している。セロトニンやノルアドレナリンの働きを低下させる薬物を投与していくと、うつ病のような元気のない状態を示す。

主に気分の憂うつさはセロトニンの低下と関係していると考えられ、ノルアドレナリンの低下は意欲低下や元気のなさと関係していると考えられている。現在使われている抗うつ薬で、SSRI（選択的セロトニン再取り込み阻害薬）は主にセロトニンに働き、SNRI（セロトニン・ノルアドレナリン再取り込み阻害薬）はセロトニンとノルアドレナリンに働き、三（四）環系はセロトニン、ノルアドレナリン、ドパミンに働きかけて、これらの物質と関連して低下した脳の機能を徐々に回復させる。憂うつ感が主ならばＳＳＲＩになり、元気のなさが強く加わっているようなら、ノルアドレナリンにも効くＳＮＲＩや三（四）環系を選ぶことになる。

いずれの薬物も、刺激をして気分を高めるというよりも、低下した脳内物質を最初は再取り込み阻害作用により節約して使い、こうした物質が少なくても神経系が機能できるようにするものと考えられている。

脳が疲れた状態として、脳内物質の欠乏が起こっているということは確実なようだ。ただしこれが結果か、原因かについては論議が多く、なぜ減ってしまうのか、つまりどのようにうつ病になるのかについては全く明らかでない。

緊張が解けない状態

うつ病の人についての心身の機能を調べると、緊張が解けない状態が観察される。副腎皮質ホルモンはストレスホルモンともいわれる。よく知られているように、緊張状態になると交感神経が緊張して全身が臨戦態勢になる。このためにアドレナリンが作られ、血圧が上がり脈拍も上がる。このアドレナリンを作るためには、副腎皮質ホルモンが必須である。だから、脳がアドレナリンを作らなければいけないような状態と認識すると、副腎皮質で副腎皮質ホルモンを作るよう指令が出される。この指令は、脳の視床下部というところでコルチコトロピン放出ホルモンが作られ、この連鎖反応で脳下垂体というところで副腎皮質刺激ホルモン（ACTH）が作られる。これが血中に放出されて、副腎皮質ホルモンが作られる。これがストレス反応だ。

こうした反応が行きすぎないように、副腎皮質ホルモンが血中に高まると、これが脳の視床下部に働き、その最初の司令となるコルチコトロピン放出ホルモンの産生を抑えるようにできている。つまり、脳がストレス状況を認識するとそれに応じた反応が起こってアドレナリンを作る態勢が整うが、行きすぎないようある程度高まるとこれを抑えるようにネガティブフィードバックがかかるのだ。

うつ病では、このフィードバックシステムが働かないことが明らかになっている。うつ病でない人は、外部から副腎皮質ホルモンに関連した物質デキサメサドンを一定量投与するとコルチコトロピン放出ホルモンが抑制されて、副腎皮質で作られる副腎皮質ホルモンが低下する。しかし、うつ病では、この抑えが利かなくなってデキサメサドンを投与しても抑制が起こらなくなっている。つまり、緊張した状態から解けた状態への移行を促す働きが著しく低下している。

副腎皮質ホルモンは夕方から就寝時刻に向かって下がっていき、ここから上がり始めて、朝方に高まる二四時間のリズムを示す。朝の高まりは、起床して活動するための身体の準備にも関わっている。うつ病では、夕方から就床時にかけての低下がみられなくなることがわかっている。つまり、休息状態を確保できなくなっている。これも緊張を解く機能が低下していると解釈することが可能だ。

緊張状態にあると目をつぶって安静にしていても、まぶたの下で眼球がキョロキョロと速く動く。目をつぶっていても周囲に対して警戒して目が情報を得ようと動いている。うつ病ではこの動きがうつ病でない人と比べて高まっている。さらに実験的に目をつぶって安静状態にいる時に、難しい暗算をさせ、答えにくい質問をすると、緊張がさらに高まって目がキョロキョロと動きが高まる。この反応がうつ病でない人と比べてうつ病ではより過敏になっている。これも緊張が解けない状態を表すものだろう。

これらの所見は不調で一見ぼんやりとしているように見えるうつ病の人も、心の中では、緊張して不安に対して身構えていることを示すと同時に、こうした状態から解放されるメカニズムが不調をきたしていることをうかがわせる。背景にこうした状態があっては、楽しいことをして緊張をほぐして気分転換することが困難になっていることと関連している。

うつ病で睡眠がどう変化するのか

それでは、うつ病で睡眠がどう変化するのかを生理学的な研究からみてみよう。うつ病の人の睡眠について、比較的特異的な所見として、共通してみられるのはレム睡眠に関するものだ。一晩の中でレム睡眠の出現するタイミングが早くなっている。

第3章でも述べたように、健康な人の睡眠を終夜睡眠ポリグラフ検査で観察すると、入眠するとひとしきり深いノンレム睡眠に入った後、入眠から平均で九〇分くらいたって最初のレム睡眠が出現する。一方うつ病では、これが六〇分未満になっている。これに関しては、うつ病によってレム睡眠の出現を支配する概日リズムが早くなっているために起こる可能性がある。それとともに、レム睡眠に先行する深いノンレム睡眠が出にくくなっているため、拮抗《きっこう》関係にあるレム睡眠が早く出てしまうという説があり、結論は出ていない。

レム睡眠が早く出現してしまうという所見は、種々の治療でうつ状態が改善した後も正常化しない場合があることや、うつ病が治った後でもレム睡眠が早くに出現する人は再発率が高いことなどから、うつ病のかかりやすさに関係した素因を表すものと考える研究者もいる。

このほか、レム睡眠中の眼球の動きの密度が高くなっていることも報告されている。眼球運動の密度は治療により改善することが多いため、うつ病という状態によりもたらされた変化も考えられている。これはうつ病になるといやな夢を見ることと関連しているのではないかと思う。

うつ病では深いノンレム睡眠の出現の低下がみられる。これは不眠症をはじめとし、睡眠障害では多くみられる所見なので、うつ病に特異的とはいいにくいが、心身機能の回復という面からは重要である。深いノンレム睡眠は、大脳皮質の活動は昏睡状態に近いくらいに低下しており、脳が休んでいる状態である。これは、どのくらい起きていたか、どのくらい睡眠不足かに応じて、つまり脳の疲労に応じて出現する。うつ病では、この深い睡眠が極端に減少し、浅い睡眠が増えている。したがって、一定時間眠っても休息にならず、このために回復感がないという説明になる。

睡眠に関連した所見ではもう一つ注目すべきものがある。これは睡眠中の体内温度の低下の機能が悪いという所見だ。生体の中における生きるメカニズムは、酵素反応により支えられているが、これは温度に依存していて、体温が下がると化学反応が低下し、上がると活発になる。

身体の内部温度は、日中は安静にしていても三七・二度以上あるが、夜間の習慣的就床時刻近くになると下がり始める。三六・九度を割るあたりになると、眠らずにはいられなくなり、眠るとさらに下がって最低で三六・〇度くらいまでになる。うつ病では夜間睡眠中の体温の下がりが悪い。健康な人よりも最低温度でみて〇・三〜〇・五度程度高く、三六・五度くらいまでしか下がらない。つまり、心身が完全には休まらない状態にあるのだ。徹夜をした状態で比べてみても、うつ病の人の体温は健康な人より高い。つまり、うつ病の人の体温が高いのは、眠れないためではないことがわかる。これはおそらく、体温を下げて心身を休息状態に持っていく仕組みが不調になっているためのものと考えたほうがいい。これは、うつ病で眠っても休養がとれず回復できないという症状とよく符合すると考えられる。

第20章　うつ病の予防と覚醒療法

不眠はうつ病のリスク

ここ二〇年ほどの間に、不眠がうつ病のリスクになることがわかってきた。うつ病は高頻度で不眠を伴い、不眠がうつ病の初期症状であることも多い。不眠がうつ病のリスクになることなど昔から知られていたのではないかと思うかもしれない。しかし、こうした研究が行われるようになったのは一九九〇年代からである。一般には、不眠が続くうちに、うつ病になってしまったという認識は広くあったと思うが、精神医学の中ではそもそも不眠症とうつ病は異なった疾患であり、移行していくことについての認識はなかった。不眠症が続くうちにうつ病が発症してきた場合には、うつ病の初期症状としての不眠が続いていて、その状態からして単なる不眠症ではなく、うつ病へと発展するべくして発展したと考えることが多かった。

実際、私が精神科医になった一九八〇年ころには、不眠症で診療していた人がうつ病になったと指導医に報告すると、うつ病になっていく人と単なる不眠症を峻別《しゅんべつ》できないのは、まだ経験不足だからだと注意されがっかりした。

ところが、一九九〇年ごろから、不眠がうつ病の危険因子になるのではないかという仮説から疫学研究が始まった。二一～三一歳の若年成人を対象に二年後に追跡調査を行った研究では、不眠がうつ病の危険率を高めることはなかった。しかし、同年代の人を対象にした三年間の追跡調査では、不眠の既往がある場合、うつ病の危険率が高まることが報告された。高齢者において不眠はうつ病のリスクになりうる。六五歳以上の高齢者を三年後の追跡調査で検討し、不眠のある人は三年後にうつ病の危険率が三・二倍になることが明らかになった。わが国においては、うつ病と入眠障害、中途覚醒、早朝覚醒の三つの不眠亜型の関連についての横断的研究がある。日本全国から無作為に抽出された六五歳以上の住民四九九七人に対して、横断的調査および三年後の追跡調査を行い、三年後のうつ病と有意に関連していたのは入眠障害であった。不眠亜型では入眠障害がうつ病と関連することを初めて示した。

より長期経過を追跡した研究において、不眠がうつ病のリスクを増すことが報告されている。スタンフォード大学のラルフ・パッフェンバーガーらは、一九一六〜五〇年までにハーバード大学に入学した一万二〇一人に対して一九六二年または一九六六年に調査を開始し、一九七七年と一九八八年に追跡調査を行った。その結果、一九六〇年代に不眠のあった人ではうつ病の相対危険率が、一九六〇年代に不眠のなかった人の約三倍であった。ジョンズホプキンス大学のパトリシア・チャンらは、一九四八年から六三年まで同大学に在籍した医学生について一九九〇年代になって調査を行った（中間値で三四年後）。在学中に不眠のあった人ではそうでなかった人と比べて、うつ病のリスクが二・一倍であった。

不眠とうつ病の因果関係

こういう調査だけでは不眠とうつ病の因果関係に答えることはできない。第一に、うつ病になりやすい人は体質的にあるいは性格的にもともと不眠になりやすかった可能性がある。第二に、うつ病が起こる時は、そのずっと前から前触れとして不眠が出現するのかもしれない。第三に、不眠によって生じる諸々の心身の不調が重なってうつ病を引き起こすのかもしれない。うつ病にかかった人と長くおつきあいしている実感からは、第三の考え方がぴったりする。そして、私は不眠に適切に対応できれば、それに伴う心身の不調を改善し、うつ病を予防できるのではないかと思っている。しかし、断定するにはまだ証拠が足りない。

私たちが解析した日本人の成人についての調査では、睡眠の充足感については、充足しているほど抑うつ得点が低く、不足しているほど高かった。睡眠時間と抑うつ得点については、いずれの年代においても七時間台の対象者で抑うつ度が低く、それより多くとも少なくとも抑うつ得点が高いことが明らかになった。

不眠とうつ病の関係は、どうも原因でありかつ結果であるというのが結論だ。不眠に対して日常生活の中で自然にうまく対処できている人はうつ病になりにくいのではないか。睡眠習慣の面からうつ病予防ができたらと考えている。

ストレス対処とうつ病

二万五〇〇〇人対象の全国調査のデータを用いて「ストレスがある時どうやって対処しますか」という質問の答えについて、うつの人とそうでない人に分けて特徴的な対処法を調べてみた。

すると、うつの人は男女とも「じっと耐える」「寝てしまう」という回答が特徴的にみられ、一方、そうでない人は男女とも「積極的に問題の解決に取り組む」「のんびりする」だった。これらに次いで、うつでない男性では「趣味スポーツに打ち込む」が、女性では「人に話して発散する」が続いた。こうした結果をみても、ただ耐えていても、寝床に入って布団をかぶっても、本質的な問題は解決しない。やはり、自分に合った気晴らしと前向きに問題解決を図るのが大切なのだと、とても納得した。

うつ病の治療に認知行動療法が用いられるようになってきた。憂うつな気分になるのは憂うつな考えにとらわれてしまうからと仮定する。憂うつな考えの元には憂うつな考えに至りやすい認知のパターンや考え方が存在する。そこで、そのようにとらわれた考え方を少しずつ治していくのが認知行動療法だ。こうした認知のパターンを治すことで憂うつな考え方にとらわれなくなり、その結果、憂うつ感も治ってくるというものだ。

これは先に述べた、ストレス対処法との関連に関する研究結果を基に考えると、世の中には、適切な対処法を持っていて、うつ病に陥りそうになっても、直前で回避できている人がいるのではないかという気持ちになる。こうした人たちの経験をつぶさに整理していくことで、うつ病予防法の研究にヒントが得られるかもしれない。うつ病予防にこうしたデータから得られた知見を生かせるようになればと思う。

覚醒療法とは

うつ病では睡眠が障害され、眠ろうとしても眠れない状態に陥る。つまり不眠が高頻度に伴う。現在広く行われているうつ病の薬物療法では、不眠を治しながらうつ病の治療を行う。不眠がうつ病の人にとって苦痛なばかりでなく、一般的に心身を障害するものだからだ。不眠や強制的断眠はいくつかの精神疾患や脳疾患で症状悪化の要因になりうる。例えば、統合失調症では、不眠が数夜続くと幻覚妄想状態が悪化する。健康人でも長期の強制的断眠で幻覚妄想状態が誘発されることが報告されている。てんかんでは断眠が発作を誘発する。

徹夜をしていると朝になるにつれて浮かれた気分になる。眠らずにいるとかえって気分が良くなるのはとても不思議なことだ。精神科医になって、こうした現象をうつ病の治療に応用した人がいることを知った。古くは一八九五年の大衆詩人ハンス・ハリンリヒ・ヤコブの記載にもみてとれるという。このことは一九二〇年の精神病理学資料集（Psychopathologische Dokumente）にも取り上げられているが、治療への応用は誰も考えなかった。

こうした現象を一九六〇年代にドイツのミュンスター大学の精神科チームが治療に応用したのだ。「よく眠った次の日は憂うつ感がひどく、眠らなかった次の日はむしろ憂うつ感が軽い」と述べたうつ病の人の実体験を治療に応用し、夜間眠らずに過ごしてもらったのだ。

すると次の朝に憂うつ感はすっかり良くなっていた。うつ病になると、床に就いても眠れないで苦しむ。何とか安らかに眠らせてあげたいと思うのが心情だが、発想を逆転させた。これが断眠療法で、最近は覚醒療法と呼ばれるようになった。

治療のための覚醒療法で完全に徹夜をすると、一晩目から改善が始まる。これは、現代の抗うつ薬の効果がゆっくりと数日以上かけて出てくるのと対照的だ。典型的なうつ病では、日内変動といって、憂うつ感が夕から夜になると楽になるが、一晩眠ると朝起きた時にはまた気分が悪くなっている。覚醒療法で眠らないでいると、これが起こらないばかりでなく、早朝の三時ころから気分が良い方向に変化していくのがわかるという。ただし、この後眠り過ぎるとすぐに効果がなくなってしまう。一方、効き過ぎると気分が高ぶって躁状態が起こるため、注意が必要だ。

ドイツのミュンスター大学精神科のライナー・テレ教授が紹介したうつ病で覚醒治療を受けた三人の訴えに耳を傾けてみよう。

「真夜中を過ぎてから、涙が滝のように流れました。最初は絶望の涙でしたが、朝が近づくと一種の幸福感を伴った涙になりました。病棟のバルコニーで、私は再び鳥の鳴くのを聞き、大自然の匂いを感じました。私はうつ病が過ぎ去っていくのを自覚しました」。もう一人は次のような感想を述べた――「感情がなくなり、何の喜びも意欲もなくなってしまったと感じていました。もう二度と健康にはなれないのだとも思いました。体を動かすのが億劫で、まるで鎧《よろい》で覆われたようでした。物事を否定的にしか考えられませんでした。しかし、覚醒療法後は、以前ほど苦しくなくなりました。億劫な感じや否定的な考えもなくなりました」。三人目の人は「ずっと起きていることで抑うつ感を抑え込みます。」というのは、眠ってしまったら、必ず朝に抑うつ感がひどくなるからです」と語る。

一般的なうつ病治療と覚醒療法を比較してみよう。うつ病では睡眠障害が起こる。このため睡眠の休養機能、あるいは回復機能が発揮できない。精神科医は、睡眠の質を高め、量を確保できるよう鎮静的な抗うつ薬や睡眠に働く睡眠薬などを処方して、十分な休息と睡眠をとることを勧める。しかし、うつ病においては、睡眠の休養機能が持ち直してくるには時間がかかる。時には、質の悪い睡眠がかえってうつ症状を悪化させ、朝の気分を悪くさせているようにも見える。それだったらかえって眠らないほうが、次の朝の気分は良いはずだというのが覚醒療法の第一の考えである。さらに、一晩眠らずに昼間も続けて次の晩まで覚醒していることで、睡眠に対する欲求が高まる。こうして本当に睡眠に対する全身の欲求が高まってくると熟睡、つまり深いノンレム睡眠をとることができる。こうした質の高い睡眠がとれれば心身の回復が進んでうつ症状が良くなるという考え方に基づいている。この治療法は、うまく使えば実に効果的だ。

今後、覚醒療法の研究が進むことで、入院治療における主要な治療法の一つになるだけでなく、よりきめ細かいうつ病の生活指導プログラム作成や予防法開発に生かせるのではないかと考えている。

資料　睡眠障害対処12の指針

1 睡眠時間は人それぞれ、日中の眠気で困らなければ十分

・睡眠の長い人、短い人、季節でも変化、8時間にこだわらない

・歳をとると必要な睡眠時間は短くなる

2 刺激物を避け、眠る前には自分なりのリラックス法

・就床前4時間のカフェイン摂取、就床前1時間の喫煙は避ける

・軽い読書、音楽、ぬるめの入浴、香り、筋弛緩トレーニング

3 眠たくなってから床に就く、就床時刻にこだわりすぎない

・眠ろうとする意気込みが頭をさえさせ寝つきを悪くする

4同じ時刻に毎日起床

・早寝早起きでなく、早起きが早寝に通じる

・日曜に遅くまで床で過ごすと、月曜の朝がつらくなる

5光の利用でよい睡眠

・目が覚めたら日光を取り入れ、体内時計をスイッチオン

・夜は明るすぎない照明を

6規則正しい3度の食事、規則的な運動習慣

・朝食は心と体の目覚めに重要、夜食はごく軽く

・運動習慣は熟睡を促進

7昼寝をするなら、15時前の20〜30分

・長い昼寝はかえってぼんやりのもと

・夕方以降の昼寝は夜の睡眠に悪影響

8 眠りが浅いときは、むしろ積極的に遅寝・早起きに

・寝床で長く過ごしすぎると熟睡感が減る

9 睡眠中の激しいイビキ・呼吸停止や足のぴくつき・むずむず感は要注意

・背景に睡眠の病気、専門治療が必要

10 十分眠っても日中の眠気が強いときは専門医に

・長時間眠っても日中の眠気で仕事・学業に支障がある場合は専門医に相談

・車の運転に注意

11 睡眠薬代わりの寝酒は不眠のもと

・睡眠薬代わりの寝酒は、深い睡眠を減らし、夜中に目覚める原因となる

12 睡眠薬は医師の指示で正しく使えば安全

・一定時刻に服用し就床
・アルコールとの併用をしない

厚生労働省　精神・神経疾患研究委託費
睡眠障害の診断・治療ガイドライン作成とその実証的研究班　平成13年度研究報告書より

おわりに

二〇〇六年九月、長年睡眠研究に携わってきたアレキサンダー・ボーベリー博士（チューリッヒ大学）は、スイスのバーゼル大学における講演の中で「人生とは」と自問した。尊敬する彼がなんと答えるのだろうかと、会場にいた私は思わず聞き入った。博士は「人生とは睡眠に費やす時間と覚醒に費やす時間の合計だ」と笑って語った。

私たちは人生の意味について考える。誰もが信じているように、人生はそれぞれの意志で切り開くものであり、切り開けるものだと思う。しかし、人生全体が覚醒と睡眠からなっていることを考えると、私たちの意志が通用するのは覚醒している間に限られる。なぜなら、睡眠は意志の力ではコントロールできない生物としてのプロセスだからだ。睡眠という人生の三分の一を占める時間に対処するには、睡眠の仕組みを理解して、自分なりにうまくつきあっていくことが大切だ。

昔から先人が観察してきたように、眠ることができないと病気が悪化する。病気が回復する時には深い眠りが伴う。これは心の不調についても、身体の不調についてもいえることだ。睡眠の問題が病気の引き金になったり、睡眠の病気が生活習慣病を招いたりすることがわかってきた。こうした病気については食餌療法や運動療法に加えて、睡眠療法があってもいいと思える。うつ病のように睡眠調節機構と病気の本質が密接な関連を持つものでは、睡眠を操作することで新たな治療法が開発できる可能性も示唆されている。

本文でも述べたが、睡眠中に、日中に得た記憶や技能など高度な脳機能を支える脳過程が進行していることもわかってきた。私たちの脳にとって睡眠は、単なる休息でなく情報の取捨選択やその定着に大きく関与している。覚醒時の複雑な情報処理過程を考えるより、睡眠中のプロセスを考えるほうが近道かもしれない。身近な物事の法則性を見いだす能力、つまり科学する心が睡眠によって支えられているというのはとても興味深い。

睡眠について考えることで、心身の健康のみならず、社会の問題についても新たな視点が得られる。休息と回復という観点から人間生活や私たちに特有の高度な脳機能について理解することもできる。夢や眠りの意味を考えることは、一種の人生への人類学的な、人間学的理解にもつながっていく。睡眠の研究のおもしろさは、私たちの根源的な問いに、医学や自然科学にとどまらず、社会学、人間学にわたる複数の答えを与えてくれるからだ。

私が睡眠について本格的に研究を始めたころ、恩師マイアー・エヴァート教授は朝会うと「よく眠れたかい」と声をかけてくれた。少ししてから、それが「調子はいいかい」というあいさつだということがわかった。世界から伝えられるニュースでは、政情不安定の地域に暮らす人びとや戦渦や自然災害の被災者が、「不安で一睡もできなかった」と訴える。「昨日はよく眠れたかい」「よく眠れたよ」。私たちの文明が可能にしてくれた、安心して生きていることを表す、このあいさつが私は好きだ。

＊

現在の国立精神・神経医療研究センターで、私に睡眠と生体リズムについて目を開かせ、研究を指導して下さった大川匡子先生、高橋清久先生、ドイツのヘファタ神経学病院マイアー・エヴァート先生にこの本をささげます。最後に、本書の執筆を勧めて下さり、遅筆であきらめそうになる私を厳しく励まして下さった中央公論新社の太田和徳さんに感謝します。

二〇一三年一二月

内山　真

Uchiyama M et al., Clinical significance and management of insomnia. *Sleep and Biological Rhythms.* 2011 Apr; 9 (2): 63-72.

Kaneita Y & Uchiyama M et al., Use of alcohol and hypnotic medication as aids to sleep among the Japanese general population. *Sleep Medicine.* 2007 Nov; 8 (7-8): 723-732.

Ⅲ

内山真、曽根啓一「うつ病の断眠療法」、『精神医学』、第38号、医学書院、1996年

Fava M et al., Eszopiclone co-administered with fluoxetine in patients with insomnia coexisting with major depressive disorder. *Biological Psychiatry.* 2006 Jun 1; 59 (11): 1052-1060.

Manber R, CBT for insomnia in patients with high and low depressive symptom severity: adherence and clinical outcomes. *Journal of Clinical Sleep Medicine.* 2011; 7 (6): 645-652.

Yokoyama E et al., Association between depression and insomnia subtypes: a longitudinal study on the elderly in Japan. *Sleep.* 2010 Dec 1; 33 (12): 1693-1702.

Uchiyama M et al., Clinical significance and management of insomnia. *Sleep and Biological Rhythms.* 2011 Apr; 9 (2): 63-72.

Nagase Y & Uchiyama M et al., Coping strategies and their correlates with depression in the Japanese general population. *Psychiatry Research.* 2009 Jun 30; 168 (1): 57-66.

Aritake-Okada S et al., *Neuroscience Research.* 2010 Nov; 68 (3): 225-231.

Hida A et al., *Scientific Reports.* 2013 Jun; 3: 2074.

Brooks A & Lack L, *Sleep.* 2006 Jun; 29 (6): 831-840.

Hayashi M et al., *Ergonomics.* 2004 Nov; 47 (14): 1549-1560.

Asada T et al., *Sleep.* 2000 Aug 1; 23 (5): 629-634.

Karni A et al., *Science.* 1994 Jul 29; 265 (5172): 679-682.

Stickgold R & Walker MP, *Nature Neuroscience.* 2013 Feb; 16 (2): 139-145.

Wagner U et al., *Nature.* 2004 Jan 22; 427 (6972): 352-355.

Suzuki H et al., *Percept Mot Skills.* 2012 Oct; 115 (2): 337-348.

Kuriyama K et al., *Biological Psychiatry.* 2010 Dec 1; 68 (11): 991-998.

Maquet P et al., *Nature.* 1996 Sep 12; 383 (6596): 163-166.

Braun AR et al., *Science.* 1998 Jan 2; 279 (5347): 91-95.

Ⅱ

内山真「不眠の歴史」、『精神科治療学』、第27巻第08号、星和書店、2012年

Toh KL et al., An hPer2 phosphorylation site mutation in familial advanced sleep phase syndrome. *Science.* 2001 Feb 9; 291 (5506): 1040-1043.

Spiegel K et al., *Annals of Internal Medicine.* 2004 Dec 7; 141 (11): 846-850.

Ekirch R, *At Day's Close: Night in Times Past,* W.W.Norton & Company, New York, USA, 2005.

Koslofsky C, *Evening's Empire,* Cambridge University Press, Cambridge, UK, 2011.

Kim K & Uchiyama M et al., Somatic and psychological complaints and their correlates with insomnia in the Japanese general population. *Psychosomatic Medicine.* 2001 May; 63 (3): 441-446.

主要参考文献

はじめに

Furihata R et al., *Sleep Medicine.* 2012 May; 13 (7): 831-837.

内山真「睡眠障害の社会生活に及ぼす影響と経済損失」、『日本精神科病院協会雑誌』、第31巻第11号、2012年

I

ナサニエル・クレイトマン、粥川裕平監訳／松浦千佳子訳『睡眠と覚醒』、ライフ・サイエンス、2013年

田ヶ谷浩邦「眠りの必要性」、『睡眠障害の対応と治療ガイドライン　第2版』、じほう、2012年

井上昌次郎『眠りを科学する』、朝倉書店、2006年

裏出良博「睡眠の液性調節」、『日本臨牀増刊号　臨床睡眠学』、日本臨牀社、2008年

石原金由「睡眠の個人差」、日本睡眠学会編『睡眠学』、朝倉書店、2009年

Kräuchi K et al., *Nature.* 1999 Oct 7; 401 (6753): 36-37.

Kräuchi K et al., *Journal of Sleep Research.* 2008 Nov; 17 (4): 420-426.

Gulevich G et al., *Archives of General Psychiatry.* 1966 July; 15 (1): 29-35.

Cajochen C et al., *Sleep.* 1995 Dec; 18 (10): 890-894.

Uchiyama M et al., *Sleep and Biological Rhythms.* 2011 Apr; 9 (2): 63-72.

Huber R et al., *Nature Neuroscience.* 2006 Sep; 9 (9): 1169-1176.

Carskadon MA & Dement WC, *Sleep.* 1982; 5 (2): 73-81.

Ohayon MM et al., *Sleep.* 2004 Nov 1; 27 (7): 1255-1273.

Born J et al., *Nature.* 1999 Feb 18; 397 (6714): 29-30.

内山 真（うちやま・まこと）

1954年，神奈川県生まれ．80年，東北大学医学部卒業．東京医科歯科大学で精神科研修医．91年より現・国立精神・神経医療研究センター室長．92～93年，ヘファタ神経学病院睡眠障害研究施設（ドイツ）に留学．同センター部長などを経て，2006年より日本大学医学部精神医学系主任教授．専門は精神神経学，睡眠学，時間生物学．

著書『睡眠障害の対応と治療ガイドライン　第２版』（編著，じほう，2012年）
『不眠症診療＆マネジメントマニュアル』（メディカ出版、2013年）
『睡眠の病気（別冊ＮＨＫきょうの健康）』（ＮＨＫ出版，2011年）
ほか多数．

睡眠《すいみん》のはなし
中公新書 *2250*

2014年１月25日発行

著　者　内　山　　真
発行者　小　林　敬　和

本文印刷　三晃印刷
カバー印刷　大熊整美堂
製　　本　小泉製本

発行所　中央公論新社
〒104-8320
東京都中央区京橋 2-8-7
電話　販売 03-3563-1431
　　　編集 03-3563-3668
URL http://www.chuko.co.jp/

Published by CHUOKORON-SHINSHA, INC.
Printed in Japan　ISBN978-4-12-102250-9 C1247